U0646362

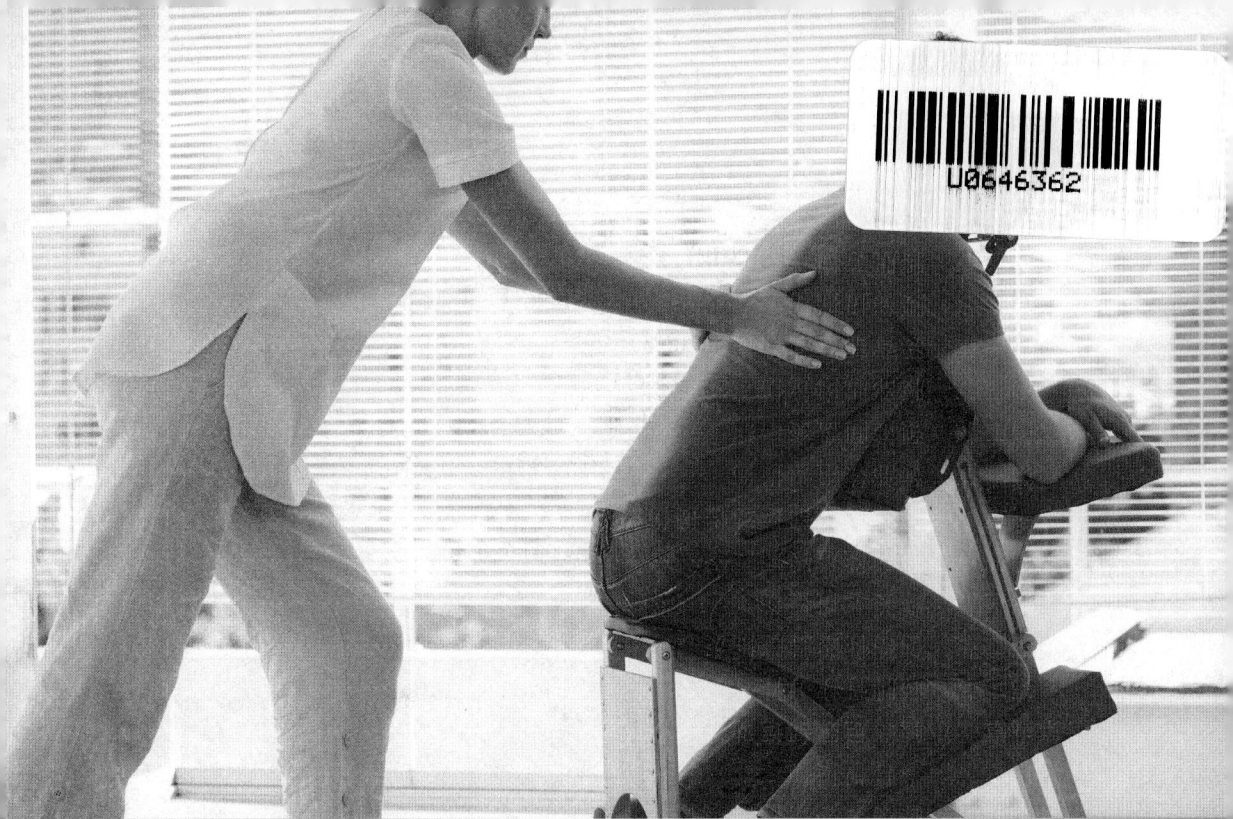

21世纪体育系列教材 ● 西南区体育教材教法研究会教材编审委员会审定

推拿与按摩

TUINA YU ANMO

编 著 邹克扬 贾 敏

北京师范大学出版集团
BEIJING NORMAL UNIVERSITY PUBLISHING GROUP
北京师范大学出版社

图书在版编目（CIP）数据

推拿与按摩/邹克扬，贾敏编著. —北京：北京师范大学
出版社，2009.7(2020.8 重印)
（21 世纪体育系列规划教材）
ISBN 978 - 7 - 303 - 09917 - 7

Ⅰ.①推…　Ⅱ.①邹…　Ⅲ.①按摩疗法（中医）-高等
学校-教材　Ⅳ.①R244.1

中国版本图书馆 CIP 数据核字（2009）第 054042 号

出版发行：北京师范大学出版社　www.bnupg.com
　　　　　北京市西城区新街口外大街 12-3 号
　　　　　邮政编码：100088
印　　刷：唐山市润丰印务有限公司
经　　销：全国新华书店
开　　本：730 mm × 980 mm　1/16
印　　张：13
字　　数：215 千字
版　　次：2009 年 7 月第 1 版
印　　次：2020 年 8 月第 7 次印刷
定　　价：25.00 元

策划编辑：周光明　　　　　责任编辑：周光明
美术编辑：高　霞　　　　　装帧设计：高　霞
责任校对：陈　民　　　　　责任印制：陈　涛

版权所有　侵权必究
反盗版、侵权举报电话：010 - 58800697
北京读者服务部电话：010 - 58808104
外埠邮购电话：010 - 58808083
本书如有印装质量问题，请与印制管理部联系调换。
印制管理部电话：010 - 58808284

西南区体育教材教法研究会理事会成员名单

顾　　问　朱国权（云南民族大学）
　　　　　　左庆生（遵义师范学院）

理 事 长　姚　鑫（贵州师范大学）

副理事长　郭立亚（西南大学）
　　　　　　刘　炜（贵州大学）
　　　　　　孙振武（云南师范大学）
　　　　　　陈雪红（楚雄师范学院）
　　　　　　梁　健（红河学院）
　　　　　　文革西（西南民族大学）
　　　　　　郭　颂（贵州民族学院）
　　　　　　孟　刚（贵州师范大学）
　　　　　　张群力（昆明学院）
　　　　　　谭　黔（遵义师范学院）
　　　　　　吕金江（曲靖师范学院）

秘 书 长　周光明（北京师范大学出版社）

副秘书长　徐　明（西藏民族学院）
　　　　　　高　徐（贵州理工学院）
　　　　　　汪爱平（遵义医学院）
　　　　　　朱智红（滇西科技师范学院）
　　　　　　王建中（楚雄师范学院）
　　　　　　顾晓燕（贵州大学）

常务理事　关　辉（楚雄师范学院）
　　　　　　王　萍（文山学院）
　　　　　　鄢安庆（贵阳学院）
　　　　　　于贵和（贵州大学）
　　　　　　邱　勇（贵州大学）

郑　锋（贵州工程应用技术学院）

雷　斌（贵州电子职院）

周　跃（昭通学院）

肖谋远（西南民族大学）

王　平（铜仁学院）

黄平波（凯里学院）

党云辉（思茅学院）

张　龙（六盘水师范学院）

杨庆辞（保山学院）

左文泉（云南师范大学）

余　斌（贵州财经学院）

张兴毅（兴义民族师范学院）

邓文红（安顺学院）

苏　阳（遵义师范学院）

颜　庆（遵义师范学院）

教材编审委员会

主　　任　孟　刚（兼）（贵州师范大学）

副 主 任　姚　鑫（兼）（贵州师范大学）

王洪祥（昆明学院）

陈雪红（兼）（楚雄师范学院）

吕金江（兼）（曲靖师范学院）

于贵和（兼）（贵州大学）

梁　健（兼）（红河学院）

前言

推拿按摩学是在中医基本理论的指导下，具有独特的按摩理论和治疗方法的一门学科，是祖国医学的重要组成部分。推拿按摩手法是中医外治法之一。是医生按照一定的操作要求和动作技法，用手或肢体其他部位（包括手的替代物），作用于经络穴位或体表的特定部位，以治病疗疾和养生保健。祖国医学认为，推拿按摩具有疏经通络、行气活血、祛瘀止痛、理筋散结、加速恢复、缩短康复期限和消除后遗症状等功效。现代医学认为，推拿按摩是一种良好的物理刺激，能够引起局部生物物理和生物化学的变化，并通过神经反射和神经—体液调节，影响人体运动、循环、呼吸、神经、消化、免疫系统功能；能够调节人体生理功能，具有治疗、保健和康复作用。

推拿按摩手法是祖国医学的宝贵遗产。它独具特色、简便易行、疗效显著、适用性广，既无服药之苦，又无针刺之痛，深受人民群众的喜爱和重视。推拿按摩手法在医疗、保健、康复和养生等方面发挥着越来越重要的作用，受到了国际医学界的高度重视。和针灸一样，推拿按摩手法已走出国门，进入了世界医学的领域，正在世界范围内推广。推拿按摩学在维护人类健康事业，提高世界各国人民的健康水平和生活质量方面，具有重要的意义。

本书分上下两篇共十二章。

上篇总论共三章。第一章主要介绍推拿按摩概论，包括推拿按摩的起源和发展、祖国医学和现代医学对推拿按摩的基本认识、推拿按摩的注意事项、禁忌证和递质的选用，以及推拿按摩操作训练方法等。

第二章比较详细地介绍了推拿按摩基本手法，共计六大类25种手法，包括摆动类手法、摩擦类手法、振动类手法、挤压类手法、叩击类手法和运动关节类手法等。

第三章比较详细地介绍了祖国医学的经络学说，包括经络的功能，经络学说的应用，取穴原则，针刺的注意事项，十二经脉、督脉、任脉循行示意图及其穴位和常用奇穴等。

下篇各论共九章。详细论述了临床常见的运动性损伤的推拿按摩，包括肩部、肘部与前臂、手部、骨盆与股部、膝部、小腿、足踝部、头颈、胸腹部和腰背部运动性损伤等。比较详细地介绍了运动中的推拿按摩，包括比赛前的推拿按摩、比赛中的推拿按摩和比赛后的推拿按摩等。

编写体例：首先简单介绍运动性损伤的概念、病因病理、临床表现。在治疗部分，重点突出推拿按摩手法治疗，包括中药治疗、功能锻炼和预防等。

为了让读者对运动性损伤的治疗有一个比较全面系统的了解，对针灸、中药、整复、固定和封闭疗法等治疗运动性损伤，也做了简单介绍。

通过学习本书，力求实现以下目标：

(1) 熟悉推拿按摩的基本原理和中医经络学说。

(2) 掌握推拿按摩的基本手法。

(3) 能够初步运用推拿按摩手法预防和治疗运动性损伤。

本书比较适合于高等院校体育专业的教师和学生，比较适合于专业运动员、集训运动员以及舞蹈、戏剧、杂技演员等文艺工作者；比较适合于从事体育健身活动的广大人民群众；也可以作为医务工作者的参考书。

在本书编写过程中，贵州师范大学美术学院潘峰老师为本书绘图，在此表示衷心感谢！

由于编者水平有限，时间仓促，书中难免有疏漏之处，恳请同行和读者指正！

编　者
2009 年 1 月

目录 Contents

上篇 总 论

下篇 各 论

目
录

3

上篇 总 论

第一章 推拿按摩概论

第一节 推拿按摩的起源和发展

推拿按摩学是在中医基本理论的指导下形成的具有独特的按摩理论、显著的治疗效果的一门学科，是祖国医学的宝贵遗产，属中医外治法范畴。推拿按摩是医生按照一定的操作要求和动作技法，用手或肢体其他部位（包括手的替代物），作用于人体的经络穴位或体表的特定部位，以达到治病疗疾和养生保健的目的。祖国医学认为，推拿按摩具有疏经通络、行气活血、祛瘀止痛、理筋散结、加速恢复、缩短康复期限和消除后遗症状等功效。现代医学认为，推拿按摩是一种良好的物理刺激，能够引起局部生物物理和生物化学的变化，并通过神经反射和神经—体液调节，影响人体运动、循环、呼吸、神经、消化、免疫系统功能；能够调节人体生理功能，具有治疗、保健和康复的作用。

推拿按摩手法源于人类的生产劳动和生活实践。在远古时代，我们的祖先在受到寒冷刺激时，就会本能地用双手摩擦体表去暖和身体；当遭受外伤时，就会本能地抚摸、揉按受伤部位以缓解疼痛；在打嗝、咳嗽时就会拍打胸背，使胸腔气流畅通；当吃得过饱时，就会抚摩胃脘部以消除饱胀。这样的生活经验代代相传，逐渐丰富。有关推拿按摩手法治病的记载，首见于殷商甲骨文。甲骨卜辞中多次出现"付"字（象形文字），它是"拊"字的初文，本义是指一个人用手在另一个人腹部进行抚摩。可见，在殷商时期，推拿手法已经成为当时的一种常用的治病疗疾手段。古人经过不断的实践和总结，将按摩这一本能的动作，逐渐形成并不断发展为丰富的推拿按摩手法，最终成为祖国医学中的独具特色的，集医疗、诊断和养生于一体的推拿按摩学说。

推拿按摩，古代称为"按摩""按跷""乔摩"等。"按"即"按而止之"之谓，是单纯地向下用力的意思。"摩"即"摩之浴之"之谓，是对体表的环形摩擦。据《汉书·艺文志》记载可知，《黄帝岐伯按摩十卷》是我国最早的一部按摩专著，可惜因年代久远而亡失。成书于战国至西汉年间的《黄帝内经》，是现存最早的中医经典著作。《黄帝内经》首次提到了"按摩"。如《素问·血气形志篇》记载："形乐志苦，病生于脉，治之以灸刺。形乐志乐，病生于肉，治之以针石。形苦志乐，病生于筋，治之以熨引。形苦志苦，病生于咽嗌，治之以百药。形数惊恐，经络不通，病生于不仁，治之以按摩醪药。"内中具体阐述了手法作用机制、适应证、膏摩的运用和按、摩、推、扪、循、切、抓、揩、弹、夹、卷等手法。并且强调，如果屡受惊骇、经历恐惧，经络不通，肢体麻木不仁，可以用按摩和药酒来治疗。如《灵枢·经脉》："卒口僻，为之三拊而已。"

被尊为医圣的东汉著名医学家张仲景，在其所著的《金匮要略》中，记载了运用推拿按摩抢救自缢的方法："徐徐抱解，不得截绳。上下安被卧之。一人以脚踏其两肩，手少挽其发常弦弦勿纵之；一人以手按据胸上，数动之；一人摩捋臂胫屈伸之；若已僵，但渐渐强屈之，并按其腹。如此一炊顷，气从口出，呼吸眼开，而犹引按莫置，亦勿苦劳之。须臾，可少桂汤及粥清含与之，令濡喉，渐渐能咽，及稍止。"其中运用了摩、捋、踩、屈伸等手法。张仲景首倡"膏摩"疗法。即先将配制好的中药膏剂涂抹在患者体表治疗部位，然后再用手法在其上抚摩、擦揉，具有手法与药物双重治疗的作用。既提高了疗效，又扩大了按摩的应用范围。

晋隋时期，推拿按摩疗法比较广泛地应用于医疗实践中。手法种类日渐丰富，适应范围不断扩大。并且将推拿按摩运用到养生、美容等方面。晋代著名医学家葛洪所著《肘后救卒方》，记载有按、抓、指弹、抽掣、捻民、捋、拍、指捏、摩等手法。如："使病人伏卧，一人跨上，两手抄举其腹，令病人自纵，重轻举抄之。令去床三尺许，便放之。如此二七度止。拈取痛引之，从龟尾至顶乃止。未愈更为之。"比较详细地介绍了捏脊法和颠簸法。此外，书中还介绍了推拿按摩介质，如陈元膏、莽草膏等。晋代刘涓子撰、龚庆宣编定的《刘涓子鬼遗方》，记载了大量的膏摩介质方。由此可知当时膏摩法在临床实践中已广泛应用。南北朝的著名医学家陶弘景在《养生延命录》及魏晋间《太清道林摄生论》等古籍中，比较系统地介绍了自我按摩的养生保健法。隋朝在太医院中设立了按摩专科，并且有按摩博士专事推拿按摩。

唐代推拿按摩疗法十分兴盛，广泛应用于临床，并得到了不断的发展和传播。《旧唐书·职官志》载："太医令掌医疗之法，丞为之贰……按摩博士一人，按摩师四人，按摩工十六人，按摩生十五人。按摩博士掌教按摩生消息导引之法。"可见推拿按摩进入太医院，有专人从事推拿按摩教学，并将推拿按摩人员分为按摩博士、按摩师、按摩工、按摩生等等。盛唐时代，随着我国与国外文化交流的增多，按摩疗法传入日本、朝鲜、法国等。

以《千金方》著称于世的唐代著名医学家孙思邈，在《备急千金要方·养生篇》记载了老子推拿法42式，其中包括按、摩、摸、捻、振、摇、托等多种手法。唐代蔺道人《仙授理伤续断秘方》（今本《理筋续断方》为其残卷），用推拿手法治疗骨伤科疾病。如"凡认损处，只要揣摸骨头平正，不平正便可见；凡左右损处，只相度骨缝，仔细捻捺，忖度便知大概。凡拔伸，且要相度左右骨如何出，有正拔伸者，有斜拔伸者。若骨出向左，则向右边拔入；骨向右出，则向左拔入。拔伸，当相近本骨节损处，不可别去一节骨上。拔伸不入，撙捺相近，要骨头归旧，要撙捺皮相就入骨。凡捺正，要时时转动使活。"系统论述了用推拿诊治骨折的手法。

宋金元时期，医家对推拿按摩手法理论进行了总结，推拿手法在治疗方面得到了新的发展。如宋代洪迈在所著《夷坚志·甲志》中，记载了名医庞安时通过按摩助产的案例："一妇人妊娠将产，七日而子不下，药饵符水，无所不用，待死而已……令家人以汤温其腰腹间。安常以手上下拊摩之。孕者觉肠胃微痛，呻吟间生一男子，母子皆无恙。"

元代著名医学家危亦林所著《世医得效方》，书中载有双人动态牵引、脊柱骨折的倒吊复位法，髋关节脱位的倒吊复位法，肩关节脱位的坐凳、架梯复位法等。在骨伤治疗手法上有所创新。

明代医家把按摩列为十三科之一。在按摩治疗小儿疾病方面积累了丰富的临床经验和理论知识。保健按摩和自我养生按摩得到进一步的发展。1601年，我国第一部小儿按摩专著《小儿按摩经》问世。标志着运用手法治疗疾病得到较快的发展。手法广泛用于临床各科。明代徐用宣《袖珍小儿方》的"秘传看惊掐筋口授心法"是最早的小儿推拿专题文献。后经庄应祺增补的《补要袖珍小儿方论》，载有掐、揉、按、推、擦等推拿手法，及"龙入虎口""苍龙摆尾"复式手法，反映了小儿推拿的雏形。明代陈氏著的《小儿按摩经》是现存最早的小儿推拿专著，后收载于著名医学家杨继洲的《针灸大成》。书中载有掐、揉、推、按、摩、运、摇、搓、分、合、点、摘、刮、捻、扯、拂等手法，并介绍了黄蜂入洞、黄蜂出洞、打马过河、水底捞月、飞经走气、凤凰单展翅、凤凰鼓翅、按弦搓摩、运水入土、运土入水、天门入虎口、猿摘果、赤凤摇头、丹凤摇尾、二龙戏珠、孤雁游飞、老汉扳缯、龙入虎口、苍虎摆尾等20种小儿推拿复式手法。明代龚廷贤《小儿推拿方脉活婴秘旨全书》新增攘、笃、打拍、开弹、拿5种推拿手法，及乌龙双摆尾、老虎吞食、拿十二经络3种复式手法，书中对流传于民间的推拿疗法做了系统整理。明代周于藩的《小儿推拿秘诀》，对拿法有较详细的介绍，并对推法、运法等加以阐述。

在清代，统治者认为按摩治疗疾病侵犯了"龙体"，有伤大雅，在太医院限制应用。由于推拿按摩手法具有简便易行、疗效显著、适用性广，既无服药之苦，又无针刺之痛等特点，尽管朝廷限制，但是深受人民群众的喜爱，在民间仍广泛流行。这一时期的推拿按摩著作有《幼科铁镜》《幼科推拿秘书》等。小儿推拿疗法从南向全国辐射，治疗病种扩大，手法渐多，小儿推拿著作集中出现。如清代熊应雄的《小儿推拿广意》中介绍了推拿手法9种，复式手法14种。清代骆如龙的《幼科推拿秘书》介绍了11种手法和复式"十三大手法"，新增"揉脐及龟尾并擦七节骨"和"总收法"2种。清代的小儿推拿著作还有：夏云集著的《保赤推拿法》、徐宗礼著的《推拿三字经》、张醴泉的《厘正按摩要术》等。明清时期，形成了点穴推拿、一指禅推拿、内功推拿等流派。

在民国时期，国民党政府欲"废医存药"，祖国医学遭到严重的摧残，推拿按摩学说的发展处于低潮。但是，推拿按摩手法以它独特的疗效和强大的生命力，在社会上享有很高的信誉。推拿按摩手法广泛流行于民间，并得到较快的发展，形成了各种学术流派，如一指禅推拿、正骨推拿等流派。20世纪40年代，丁季峰在总结继承伯祖父丁凤山、父亲丁树山一指禅推法学术经验的基础上，创立了𢷬法推拿流派。

新中国成立后，党和国家非常重视继承和发展祖国医学，努力发掘祖国医学宝库。在医院设立了推拿按摩科，将推拿按摩疗法广泛应用于临床。还在高等中医院校创办了推拿按摩系，设置了推拿按摩专业，组织编写了推拿按摩教材。1975年，由上海中医学院主编，全国24所中医院校协编的《推拿学》，被国家卫生部确定为全国中医院校正式教材，第一次将20种成人手法归纳成摆动类、摩擦类、振动类、挤压类、叩击类、运动关节类6类手法。首次提出"持久、有力、均匀、柔和，从而达到深透"的操作要求。1985年出版的高等中医院校统编教材《推拿学》沿用了上述分类方法。国家在高等中医院校举办了专科、本科、研究生层次教育，为国家培养了一大批推拿按摩教学、科研、临床专业人才。全面、系统地开展了推拿按摩的教学、科研、临床工作，取得了可喜的成果。对推拿手法的研究不断深入，从生物力学、生物效应学、生物化学等方面进行研究，对推拿手法的发展起到了推动作用。开展了推拿按摩治疗糖尿病、精神分裂症、冠心病、心绞痛、哮喘、肺气肿、神经性皮炎和肿瘤等的临床研究，并取得了骄人的成绩。

推拿按摩教学工作向高层次发展，如上海中医药大学和山东中医药大学运用现代科学技术研制成功的推拿手法测定仪应用于教学。推拿按摩手法教学正向电脑化、数字化发展，新一代的三维手法测定仪已与电脑连接，多媒体手法教学系统正在开发中。

推拿按摩手法在医疗、保健、康复和养生等方面发挥着重要作用，得到国际医学界的重视和公认，进入了世界医学的领域。全世界都关注着中国的推拿按摩，来自世界各国的留学生到我国高等中医药院校学习推拿按摩。这对于富有浓郁中华民族特色的推拿按摩术在世界范围内迅速推广，促进人类健康事业的发展具有非常重要的意义。

第二节　推拿按摩的基本原理

一、祖国医学对推拿按摩的基本认识

推拿按摩属中医外治法范畴，是治疗疾病和养生保健的有效手段。特别是治疗运动性损伤，具有其他治疗方法不可替代的独特的作用。推拿按摩是医生用手或肢体其他部位（包括手的替代物），通过手法作用于经络穴位或体表的特定部位，以调节人体生理功能，达到治疗目的。它具有调节内脏功能，增强体质，解除痉挛，镇痛移痛，活血化瘀，消除肿胀，疏通狭窄，松解粘连，顺筋正骨，整形复位的作用。

（一）疏通经络，行气活血，祛瘀止痛

经络是人体经脉和络脉的总称，具有行气血、营阴阳、濡筋骨、利关节的功能。经络纵横交错，出入表里，贯通上下，内联五脏六腑，外至皮肤肌肉，将人体各部分联系成一个有机的整体。气血是构成人体的基本物质，是正常生命活动的基础。人体气血，贵乎流通，才能使脏腑相通，阴阳交贯，内外相通。气血运行正常，则脏腑经络、四肢百骸的功能正常。现代医学认为，中医"血瘀"的概念，与局部缺血、血循环障碍淤血、出血后的淤血、局部水肿、组织增生及变性、神经系统的障碍、组织糜烂和溃疡、炎症改变等相似。当人体受到损伤后，经络损伤，气血瘀阻不通，产生肿胀、疼痛。通过推拿按摩手法，作用于体表的损伤部位和穴位，疏通经络，增强气血生化，推动气血运行。既能直接放松肌肉，又能解除肌肉紧张，加强损伤组织的血液循环，促进因损伤而引起的血肿、水肿的吸收，收到活血祛瘀、行气止痛的功效。

（二）理筋散结，整复错缝，润滑关节

推拿按摩手法治疗运动性损伤的作用机理：一是促进气血的流动；二是促进肢体组织的活动；三是肢体关节的被动运动。如《医宗金鉴》所说："或因跌扑闪失，以致骨缝开错。气血郁滞，为肿为痛，宜用按摩法。按其经络以通郁闭之气,摩其壅聚,以散瘀结之肿,其患可愈。"在许多剧烈的运动训练与竞赛中常发生的关节扭伤,使关节肌肉附着点和筋膜、韧带、关节囊等受到损伤,严重者使关节发生脱位、骨缝错开、软组织撕裂、肌腱滑脱等症状。推拿按摩能够促进气血运行,消肿散结,改善新陈代谢。同时运用适当的被动运动法,有助于松解粘连、润滑关节、纠正筋结出槽及关节错缝,恢复关节的正常生理功能。

另外,除了肌肉、肌腱、韧带完全破裂者,须用手术缝合才能重建外,对部位断裂者可运用推拿按摩手法治疗,能够使断裂的组织抚顺理直归位。然后加以固定,能够减轻疼痛,有利于断端生长愈合。

(三)加速恢复功能,缩短康复期限,消除后遗症状

祖国医学认为:"气为血之帅",血的运行主要靠气的推动,气行则血行,气滞则血瘀。损伤后经络不通、气血凝滞。推拿按摩能够加强肝的疏泄功能,促进气血运行,可使紧张痉挛的肌肉放松。气血畅通,松则通,通则不痛。有利于防治肌肉萎缩,提高肌肉的工作能力,使关节滑液分泌增加,加大关节活动范围,促进骨组织生长发育。从而起到功能恢复快,康复期限短,后遗症状消失的良好作用。

(四)疏通狭窄,松解粘连

运动性损伤出现的长期局部疼痛和关节活动受限,是由于损伤局部渗出、出血或因炎症渗出后逐渐吸收、机化而产生的硬结、粘连所致。推拿按摩能使粘连硬结而狭窄的腱鞘松解,使肌肉与筋膜、韧带与关节囊的粘连分离,消除疼痛,逐渐恢复功能。

二、现代医学对推拿按摩的基本认识

现代医学认为,推拿按摩是一种良好的物理刺激,能引起局部生物物理和生物化学的变化,并通过神经反射和神经—体液调节而影响各系统器官的功能。

(一)推拿按摩对人体运动系统的作用

通过推拿按摩,能使肌肉毛细血管扩张和后备毛细血管开放,局部血液供应加强,营养改善,并可加速排除蓄积在肌肉中的乳酸,有利于消除疲劳,有利于提高肌肉的工作能力。经常使用推拿按摩手法,能够增强韧带的柔韧性和加大关节活动的范围。这不仅对体育健身、体育训练和比赛有实际意义,而且还能消除骨伤患者因固定过久对关节、韧带、肌腱的不良影响,并能预防关节、韧带因过度牵拉而引起的损伤和防治肌肉萎缩。活动关节手法还能增加关节滑液分泌,改善软骨营养。

现代医学研究认为,推拿按摩手法能够增加肌肉横断面的毛细血管数。

在推拿按摩手法的作用下，肌肉横断面的毛细血管数比运用手法前增加40余倍，并能改善微循环中血液流速、流态，加速体内活性物质的转运和降解，促进炎性产物的排泄。临床上，采用适当的推拿按摩手法，治疗肌肉、肌腱、韧带部分断裂者，能够使断裂的组织抚顺理直，有利于减轻疼痛和断面生长吻合。另外，推拿按摩手法对纠正解剖位置异常，如关节错位、肌腱滑脱所造成的急性损伤有显著作用。

（二）推拿按摩对人体心血管系统的作用

推拿按摩手法能够引起周围血管的扩张，降低大循环的阻力，同时加速静脉血液的回流，因此能减轻心脏的负担，有利于增强人体心血管系统功能。推拿按摩能够影响血液的重新分配，调整肌肉和内脏的量，以适应肌肉紧张工作时的需要。经临床实验，用心电心音同步记录方法观察冠心病患者的左心功能，发现推拿按摩可以使心脏供血加强，左心收缩力增加，心功能加强。还有资料表明，推拿按摩手法可改善心肌炎、房室传导不完全性阻滞型的心动过缓的症状。推拿按摩手法对血压偏高或偏低的患者有双向调节机制，实验发现推拿按摩手法操作后收缩压、舒张压以及平均动脉压均有下降，周围总阻力降低率达80.43％，血管顺应性改善率为78.2％，心搏出量增高，心肌耗氧量减少，心泵功能改善。

（三）推拿按摩对人体呼吸系统的作用

推拿按摩能够调整人体呼吸系统功能，增加肺活量，使横膈运动加强。按摩胸部或某些穴位，可反射性地使呼吸加深。进行全身推拿按摩以后，能够改善呼吸道的通气功能和换气功能。氧的需要量增加10％～11％，同时相应增加了二氧化碳的排出量。运用推拿按摩治疗肺气肿，观察推拿按摩手法作用前后肺功能情况发现，治疗后增加有效肺通气量，减少残气量和吸收死腔，提高残气肺功能，改善肺功能。所以，推拿按摩对于防治慢性支气管炎、肺气肿、感冒、咳嗽等，具有一定的作用。

（四）推拿按摩对人体神经系统的作用

推拿按摩对神经系统可起到兴奋或抑制作用，并通过神经反射影响各器官的功能，促进机体功能的提高或抑制机体功能亢进，使兴奋与抑制过程相对平衡。这些作用与患者病情轻重、体质强弱、治疗部位的选择、手法刺激量的大小和手法操作的方向有关。经研究发现，按压穴位或疼痛部位，可以镇痛和移痛。轻柔的推拿按摩可降低交感神经的兴奋性，颈部手法操作后，脑血流量增加。用肌电图测定颈椎病患者颈部两侧肌肉的放电情况，发现运用手法治疗后，患者紧张性肌电活动消失或明显减少。一些急性腰扭伤的患者，用肌电图观察手法作用后腰部肌肉神经的电生理变化情况，也得出了上述的结果。手法刺激健康人的合谷和足三里穴后，发现脑电图中 α 波增强，说明手法能抑制大脑皮层的活动。

（五）推拿按摩对人体消化系统的作用

推拿按摩手法对胃肠运动和胃的分泌功能能产生影响。按摩腹部或有关经穴，能提高胃肠的分泌功能和加强肠胃的蠕动，促进腹腔血液循环，从而改善和提高消化器官的功能，还能促进溃疡的修复和愈合。如用推法自第四腰椎推向尾尖部，顺时针方向推摩腹部，能改善肠蠕动，促进排便功能。按摩背部的胃俞和脾俞穴可促进胃蠕动增强。但若胃蠕动处于亢进状态时，则引起胃蠕动的抑制。有人对慢性胃炎患者运用选穴手法治疗，经 X 线、钡餐检查发现，治疗后胃肠蠕动排空都趋向正常，手法有双向调节作用；用 X 线透视观察幽门痉挛患者，经推拿按摩手法治疗后，全部病例肠蠕动加强，波频、波速加快，幽门痉挛解除，钡剂顺利通过幽门。用胃肠电描记录胃窦胃体放电频率、幅度，观察到推拿按摩健康人的脚底后，两指标均出现双向调节趋势。推拿按摩还可提高慢性胆囊炎患者胆囊的排空，抑制胆道平滑肌痉挛。

（六）推拿按摩对人体免疫系统的作用

推拿按摩能够增强体质，提高人体免疫功能，增强人体抵抗力。通过推拿按摩，能够引起血液成分的改变。据观察，使用推拿按摩手法后，可以引起血液成分的改变，人体红细胞、白细胞计数和分类、白细胞噬菌能力和血清补体效价等指标都比推拿按摩前有所增加。如白细胞平均增加 19.7%，淋巴细胞比例升高，中性白细胞相对下降，其绝对值大部分增加；白细胞的噬菌能力增强，其噬菌指数平均增加 4.02。

（七）推拿按摩对人体皮肤的作用

推拿按摩可以活跃皮肤的毛细血管和神经，使毛细血管扩张，血流量增多，消除衰老的上皮细胞，改善皮肤呼吸，有利于汗腺和皮脂腺的分泌，增加皮肤弹性，增加皮肤组织吸氧量，促进皮下脂肪的消耗和肌肉运动，从而改善皮肤组织的新陈代谢，改善皮肤的营养，使皮肤润泽而富有弹性，具有美容的作用。

第三节　推拿按摩的注意事项和递质选用

一、推拿按摩的注意事项

运用推拿按摩手法，可分为三个阶段：第一阶段为准备阶段，主要是运用常用手法，行气活血，缓解肌肉的痉挛紧张，使患者有一个适应过程，在局部肌肉放松的情况下施行手法，做到"松则不痛"；第二阶段为理伤阶段，解决主要矛盾；第三阶段为结束阶段。具体注意事项如下：

（一）辨证论治，选用手法

施行手法前要充分了解病情，必须有明确的诊断，以便周密地考虑手法及手法操作的方案计划。手法的运用应视病症的性质、病变的部位而定，而不能盲目施术。如是骨折，要了解骨折性质和移位的方向。如是脱位，要了解是全脱位、半脱位、脱出的方向、有无并发骨折，以及受伤的时间等。如是伤筋，则要了解筋腱、韧带有无断裂、粘连的程度。

（二）力量适宜，手法有序

推拿按摩时，推拿按摩的面积一般由大到小，再由小到大。在施行手法过程中，要仔细观察患者的神色、表情，询问其感觉，随时调整手法强度，尽量减少患者痛苦。用力应由轻到重，再由重到轻而结束。如骨折与脱位复位时，若用力过猛、过重，易加重周围筋肉、血管、神经的损伤，甚至引起晕厥；用力过轻，则复位不易成功。按摩方向如图 1-1 所示。

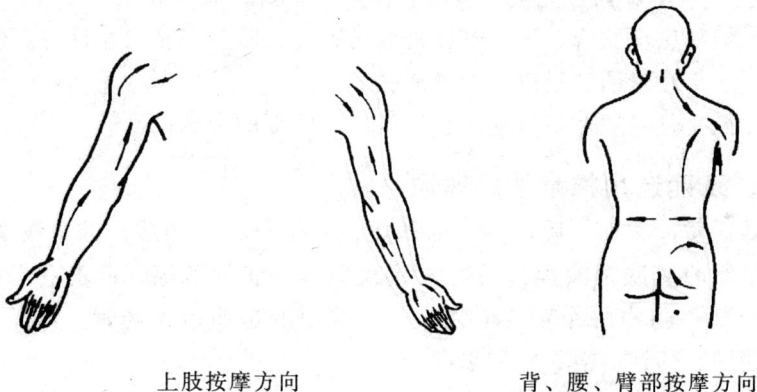

上肢按摩方向　　　　　　　背、腰、臀部按摩方向

图 1-1　按摩方向

（三）时间灵活，操作卫生

应根据患者的病情、体质和所用的手法来确定操作时间，一般说来，以 10～20 分钟为宜。保健、康复施术可适当延长推拿按摩的时间，可以多增加几个疗程。对手法刺激量较大者，一般采用隔日治疗。操作手法较柔，刺激量较小者，多采用每日治疗。急性病症 3～5 次为一个疗程，慢性病症 10～15 次为一个疗程。疗程与疗程之间间隔 3～5 天，可产生后效应作用。

在操作过程中，术者（指推拿按摩者，下同）的手要保持清洁光滑，指甲应剪短，并要除去异物，如戒指、手表等，以免引起不适感或损伤皮肤。天气寒冷时，术者双手要注意保暖，以免冷手触及患者皮肤而引起肌肉痉挛。治疗后应洗手，防止交叉感染。

（四）精力集中，位置得体

推拿按摩时务必做到意到、身到、手到。思想集中，从容沉着，手随意动，功从手出，严肃热情，以减轻患者紧张心情，争取得到患者信任和配合。同时，还要密切观察患者对推拿按摩手法的反应，以随时调整手法的刺激方法与力度，避免增加患者的痛苦和不必要的人为损伤。另外，在操作过程中，术者与患者的姿势与体位要适宜，患者肌肉要放松，并感到舒适。同时又要便于术者进行操作，有利于手法的运用，操作方便。

二、推拿按摩的禁忌证

推拿按摩手法广泛应用于临床各科，疗效显著，简便易行。但对以下疾病应该慎用或禁用推拿按摩：

（1）急性传染病、不明原因的发热、恶性肿瘤的局部、骨关节结核、紫癜、血友病等；

（2）急性开放性损伤、急性闭合性软组织损伤轻伤者24小时内、重伤者48小时内，肌腱、韧带完全断裂的急性期、骨折、关节脱位早期等；

（3）局部患皮肤病、淋巴管炎、淋巴腺炎、脓肿、脓毒血症等急性炎症；

（4）老年性骨质疏松以及脊椎滑脱等；

（5）妇女月经期及妊娠期不宜做腰部、腹部的推拿按摩。

三、正确选用推拿按摩递质

所谓递质，又称介质，是一种酒类、油类及粉类物质。推拿按摩时，在被推拿按摩的皮肤上涂擦递质，能够减少对皮肤的摩擦，润滑和保护皮肤；或借助于某些药物的作用，增强疗效。常用的递质有：药膏、药散、药丸、药酒、药油、药汁、滑石粉和水等。

（一）药膏

由药物加适量赋形剂（如凡士林等）调制成膏剂。术者将药膏涂抹在手掌上，对患者施行擦、揉、按等手法，从而产生透热、增强活血化瘀和止痛的功效。不同的药物组成的药膏，其功效也不相同，如冬青油膏、野葛膏等。

（二）药散

把药物晒干、捣细、研末、过罗为散，用法同上。不同的药物具有不同的功效，根据功效不同，药散可分为以下五类：

（1）止血收口类：常用的有云南白药、桃花散、花蕊石散，如圣金刀散、金枪铁扇散等，适用于一般创伤出血。

（2）祛腐拔毒类：常用的有九一丹、七三丹等，适用于创面腐肉未去或肉芽过长的患者。

（3）生肌长肉类：常用的有生肌八宝丹等，适用于脓水稀少，新肉难长的创面。

（4）温经散寒类：常用的有丁桂散、桂麝散等，适用于局部寒湿停聚，气血凝滞疼痛，损伤后期患者。

（5）活血止痛类：常用的有四生散，适用于损伤后局部瘀血结聚肿痛者。

（三）药丸

把药物晒干，捣碎为末，炼蜜为丸，如小豆或半枣大，有摩腹丸、鹰项丸等。其作用根据药物组成的功效而定。运用时浸入其他药汁或直接温热擦揉按患部，产生手法、药物双重疗效。

（四）药酒

将中草药置于白酒中浸泡而成。治疗时用手蘸药酒涂于体表后再施行手法，多具有活血止痛、舒筋活络、追风祛寒的功用。常用的有活血酒、舒筋药水、舒筋止痛水等。

（五）药油

把药物提炼成油剂来作为递质运用，多具有温经通络、消散瘀血的功用，适用于关节寒湿冷痛等症，如传导油、松节油、红花油、麻油、伤油膏、跌打万花油、活络油膏等。用法同上。

（六）药汁

把药物洗净，捣碎取汁。如秋冬季用葱姜汁，春夏季用薄荷汁，具有发汗解表、温通发散的功效。

（七）滑石粉

一般在夏季应用。夏季易出汗，推拿按摩时在局部敷以滑石粉，可保护患者或术者皮肤。

（八）水

即清水，有清凉、退热、镇静和润滑皮肤的作用。

第四节　推拿按摩的体位和顺序

一、选择推拿按摩体位的意义

体位是指患者或运动员在接受推拿按摩时所取的身体姿势。由于推拿按摩作用于人体的部位不同，推拿按摩用力的大小、方向也不同。因此，合理地选择与推拿按摩相适应的治疗体位，能够使手法更好地作用于经络穴位或体表的特定部位，使推拿按摩手法产生的功力最大限度地深透于肌肤，提高疗效，缩短治疗时间。

熟悉人体解剖知识，对于选择合适的推拿按摩体位，具有重要意义。首先要了解人体肌肉所处的位置和生理功能，了解骨性标志、神经的分布和所在的器官等。还要了解肌肉随着体位的变化，其功能发生相应的变化等。选择推拿按摩治疗体位时，既要使患者或运动员的肌肉处于松弛状态，又要便于术者手法操作。同时，还要考虑不同的推拿按摩手法所要求的特定体位。因为，特殊的体表部位或俞穴，由于特殊的解剖部位，必须采取相应的体位，治疗感应才强烈，疗效才显著。如治疗梨状肌综合征时，患者俯卧，患肢屈膝，大腿外旋，臀大肌就可以处于松弛状态，手法的功力就容易透达深层的梨状肌。

卧位时肌肉容易放松，感觉舒适，不易疲劳。如果卧位姿势不当，会导致患者或运动员不适。如取俯卧位时，前胸部不垫枕头或垫枕头过高，则可影响呼吸，或因颈部长时间扭曲而引起疲劳。如单纯地追求患者或运动员的肌肉松弛，但术者操作不便，也不易使手法达到有力、深透，从而影响预期效果。如颈部的摇法，取卧位时，操作就极为不便。又如颈部的扳法，取卧位时操作就较为困难，而取坐位，则有利于手法操作。

坐位是让患者或运动员处在一个舒适的位置上而采取的体位。根据治疗部位的不同，可选用让患者或运动员坐带有靠背的座位等，使患者或运动员坐着舒服，肌肉放松，不易疲劳。如年龄大者或身体素质特别差者，应尽量采取卧位治疗。

手法不同，体位也不相同。如肩关节的大摇法、胸椎的对抗扳法等，就需要患者取坐位。腰部的斜扳法、后伸扳法，就需要患者分别取侧卧位和俯卧位。

二、临床常用的推拿按摩体位

临床上常采用的推拿按摩体位主要有以下五种：

（一）仰卧位

患者头下垫枕，仰面而卧，下肢平伸，上肢自然置于体侧，肌肉放松，呼吸自然。颜面、胸腹及四肢前侧方等部位的推拿按摩，常常采取仰卧位。

（二）俯卧位

患者背面而卧，头转向一侧或向下，胸部垫枕，上肢自然置于躯干两旁，或屈肘置于头部两侧，肌肉放松，呼吸自然。肩背、腰臀及下肢后侧方等部位的推拿按摩，常常采用俯卧位。

（三）侧卧位

患者侧卧时可根据治疗需要，将两下肢均屈曲或一腿屈曲，另一腿伸直。臀部及上下肢外侧的推拿按摩，常常采用侧卧位。做腰部斜扳法也采取侧卧位。

（四）端坐位

患者端正而坐，肌肉放松，呼吸自然，所坐椅子的高度最好与膝至足跟的距离相等。颈部、肩背部、上肢部、两胁部等部位的推拿按摩，常常采用端坐位。

（五）俯坐位

患者上身前俯，屈时，前臂支撑于膝上或桌上，肩背肌肉放松，呼吸自然。颈项、肩背部的推拿按摩，常常采用俯坐位。

在上述临床常用的五种体位中，其中的任何一种体位，还可分为许多小的体位。如坐位就可分为颈侧屈位、旋健侧位、后伸位、前屈位等。这就需要根据疾病性质和选用手法的不同等，合理安排体位。

三、推拿按摩的顺序

全身按摩应注意按摩的顺序，一般按照头、颈、上肢、躯干、下肢的顺序进行按摩。按摩四肢部位时，先按摩一侧，然后再按摩另一侧。运动按摩的方向，一般应沿着静脉血液和淋巴液回流的方向进行。也有人主张从运动负荷量最大部位开始，一般按大腿、小腿、臀部、腰背、胸腹部、上肢的顺序进行。还有人主张按背部、下肢后侧、上肢、胸腹部、下肢前面、头面部的顺序进行等。

第五节　推拿按摩操作训练方法简介

一、推拿按摩操作的基本要求

我国历代医家非常重视推拿按摩基本功的训练，强调推拿按摩需要经过较长时期的勤学苦练才能掌握。其要点有四：

一是锻炼强壮的体格。推拿按摩手法操作者平时应通过各种体育运动，全面锻炼体格，以强健的体魄，充沛的精力、体力进行推拿按摩。

二是掌握解剖、经络知识。认真学习人体解剖学，全面掌握骨与关节的形态结构、功能、特点和标志，全面掌握经络的体表循行路线和穴位。反复在自己身上进行摸诊练习。

三是力量练习，刚柔相济。可备一只8寸长、4寸宽的沙袋，代替推拿按摩对象练习各种手法。做到形神专一，呼吸均匀。手法柔韧有力，重而不滞，轻而不浮，刚中有柔，柔中有刚。开始时沙袋可扎紧，较熟练后宜放松，使指法、手法渐趋柔软。

四是虚心学习，认真总结。面对骨折、脱位以及伤筋患者，认真、细致、准确地进行推拿按摩。虚心倾听患者意见，总结经验，加以改进。

二、推拿按摩操作的部位

根据前人的经验，按照循序渐进、先易后难的原则，归纳总结出人体六大部位的推拿按摩操作训练方法。现分别介绍如下，为便于叙述，甲为术者，乙为患者。

（一）肩背部

1. 乙取俯卧位，甲立于侧方

先用滚法沿脊两侧自上而下或自下而上的往返滚动，左右两手交替进行。滚动时要注意掌指关节突起部位不可碰撞体表骨突部位（如棘突、肩胛冈等），防止引起不良反应。接着用拇指按法依次按揉大杼、风门、肺俞、心俞、肝俞、脾俞、胃俞、肾俞、气海俞等穴位，然后用掌根按揉法在脊柱两侧自上而下按揉数遍。要求熟悉上述各穴的位置及取穴准确与操作技能训练相结合。

2. 乙取伏坐位，甲立于侧后方

（1）用一指禅推法自大椎沿冈上肌至肩峰部往返数遍（左右两侧同）后，接着推脊柱两侧膀胱经的第一侧和第二侧线。要循经络，推穴道，紧推慢移，上下往返，左右两侧各数遍，重点推肺俞、心俞、肝俞、脾俞和胃俞。从上而下推时移动要慢，由下而上推时移动要快。

（2）用滚法自肩峰处沿肩胛冈上缘（冈上肌、斜方肌）滚向大椎部，往返数遍，左右两侧同。要求滚左侧时用右手，滚右侧时用左手，操作着实有力。

（3）在脊柱两侧用小鱼际擦法，擦时压力要适中，以热为度，防止擦破皮肤。

（4）用拇指按揉秉风、天宗、肩贞穴，随即用双手轻拿两侧肩筋，顺势用食指或中指弹拨肩内陵。要求力度适中，手法柔和连贯，有胀而无痛感。

（二）腰臀部

1. 乙取俯卧位，甲立于侧方

（1）用滚法在腰臀部两侧自上而下、自下而上往返数次，配合掌根按揉法及腰部后伸扳法。要求手法沉着有力。

（2）用一指禅推肾俞、命门、气海俞、大肠俞，配合拇指按环跳、居穴。要求取穴准确，操作熟练。

2. 乙取侧卧位，甲立于侧方

（1）肘压环跳穴，配合掌揉法。

（2）腰部斜扳法，左右各一次。要求沉着有力，动作协调。

3．乙取坐位，甲立于其侧后方

（1）用一手扶住乙肩部，另一手在腰部用滚法，并配合腰部俯仰活动。

（2）腰骶部两侧用小鱼际擦法。

（3）腰椎旋转复位法。

（三）下肢部

1．乙取俯卧位，甲立于侧方

用滚法沿大腿后、外侧向下至足跟部，另一手配合做髋关节的外旋及膝关节的屈伸活动。要求两手动做配合协调。

2．乙取侧卧位，甲立于侧方

用滚法从髋外侧沿大腿往下至小腿前外侧，往返数次。

3．乙取仰卧位，甲立于侧方

（1）滚髋关节及股内收肌部。

（2）用一手滚踝关节，另一手握住乙足趾部并配合踝关节的屈伸及内、外翻。

（3）做屈膝屈髋直腿高举动作数次。

（四）上肢部

1．乙取坐位，甲立于侧方

（1）用一指禅推肩禺、肩内陵、肩贞等穴。

（2）滚肩关节周围并配合被动活动：滚肩前及肩外侧时，另一手握住乙肘部配合肩关节的内、外旋及外展活动；滚腋后可配合患肢上举活动；在肩关节前、后侧方用滚法时，另一手要握住乙的腕部，配合手向后伸（弯）、屈肘动作。屈肘时应使手背沿着脊柱逐渐抬高，动作要轻柔协调，切忌粗暴。

（3）依次揉拿三角肌、肱三头肌、小海穴（食指拨动）、曲池穴、手三里、内关、外关。

（五）头面及颈项部

1．头面部，乙方取坐位，甲立于侧方

（1）用一指禅推法（偏峰推）自印堂向上至前额，并从发际推向头维、太阳穴，往返数次后，再推眼眶周围。推眼眶时用指端推，沿着两眼眶上下做缓慢移动。推时指端要吸定，指甲面向眼球，手腕动作要小，防止滑脱而戳碰眼球。

（2）一指禅推迎香、地仓、下关、颊车等穴，配合大鱼际揉法。

（3）用抹法自印堂、前额、太阳、眼眶、耳后依次施术。

以上手法要求轻快柔和，轻而不浮，以推后感到头脑清醒，眼目清亮，皮肤不红不痛为佳。

2. 颈项部，乙取坐位，甲立于后侧方

（1）用一指禅推法（或用屈指推）在颈椎及其两侧自上而下往返数遍。手法要柔和着实。

（2）滚颈椎、俯仰及旋转活动。

（3）颞部两侧推法，拇指侧推自太阳推向耳后高骨，操作时动作要轻快着实，富有节奏，手法不可重滞。

（4）按拿风池、风府及颈椎两侧，自上而下数次，手法要柔和有力。

（5）颈椎推法，在老师指导下，按动作要领严格训练。每侧扳动只限一次，不可重复。

（六）胸腹部

1. 乙取仰卧位，甲坐于乙右侧

（1）用拇指偏峰推法沿肋间隙自内向外循序而下。

（2）用摩法和揉法自膻中、上脘、中脘、下脘至脐周、天枢、天横、气海、关元、中极等穴。中至下脘做自上而下操作，脘腹部顺时针或逆时针方向操作均可。在上述操作部位中，可以一指禅推法与摩法并用，即推摩结合手法。

（3）自中脘于气海穴用掌分推法自上而下数次。

2. 乙取坐位，甲立于后，在其两胁部用掌擦法及搓法

胃气以下降为顺，上行则逆。故在脘腹部运用推拿按摩手法，均以轻柔缓和为宜。不论使用何种手法，以及手法运动方向的顺逆，其用力均以向下为要，切忌手法生硬粗暴，向上用劲，使胃气上逆。

第二章　推拿按摩基本手法

中医推拿按摩手法源远流长，流派众多。推拿按摩手法是指用手或肢体的其他部分，按照各种特定的技巧和规范的动作，以适当的力量在体表进行操作，通过功力作用于经络穴位或特定部位，从而产生治疗和保健作用。推拿按摩手法具有活血化瘀、消肿止痛，舒筋活络、解除痉挛，理顺筋络、整复移位，松解粘连、消除狭窄，疏通经络、调和气血，驱风散寒、蠲痹除湿等功用。据不完全统计，推拿按摩手法约 110 多种，其中最常用的手法有20～30 种。如推、擦、揉、攘、揉捏、搓、按、摩、叩击、抖、运拉、刮、掐、弹筋、拨、理筋等都是治疗运动创伤的常用手法。在手法训练或在临床实际运用中，手法持久、有力、均匀、柔和，四者相辅相成，做到"柔中有刚，刚柔相济"。

一般说来，推拿按摩在操作上有轻重之分。即轻度按摩手法和深度按摩手法。

所谓轻度按摩手法，又称浅表抚摩法（图 2-1）。即用单手的手掌或指腹放置患处，做来回直线形或圆形的抚摩动作。本法一般在理筋手法开始或结束时使用，动作宜轻宜慢，具有祛瘀消肿、镇静止痛的功用，且能缓解肌肉疼痛及其紧张状态，适用于全身各部，特别是胸腹胁肋挫伤疼痛。

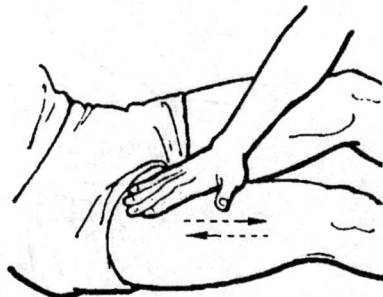

图 2-1　轻度按摩手法

所谓深度按摩手法，即用手指、掌根、全掌或双手重叠在一起进行推摩的手法，又称推摩手法。按摩力量较轻度按摩手法大，且力的作用达于深部软组织（图2-2）。可根据病情、体质而决定摩动频率的快慢。动作要协调，力量要均匀。

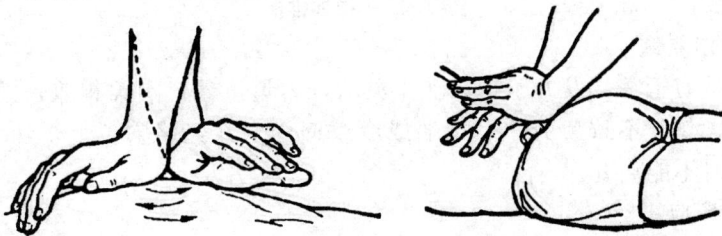

图 2-2　深度按摩手法

亦有把由肢体的近端向远端推摩的手法称为捋法，多用于肢体外侧，即所谓"推上去、捋下来"，其手法的劲力与推摩相同，只是向心与离心方向上的区别。

第一节　摆动类手法

用手指或掌部着力，通过腕关节的连续协调的摆动，使之产生一定深透力的手法，称为摆动类手法。这类手法主要有一指禅推法、滚法、揉法等。

一、一指禅推法

手握空拳，拇指伸直盖住拳眼，用拇指指端罗纹面或桡侧偏峰着力于一定部位或穴位上，沉肩垂肘，悬腕，运用腕部连续不断的往返摆动，带动拇指关节的屈伸活动，使所产生的功力较重、交替而又节律协调、持续不断地作用于经络穴位上，称为一指禅推法（图 2-3）。

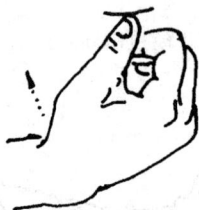

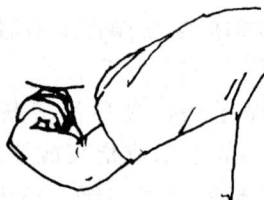

坐位姿势　　　　　　悬腕，手握空拳，拇指自然着力

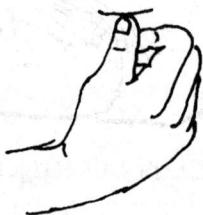

腕部向外摆动　　　　　　腕部向内摆动

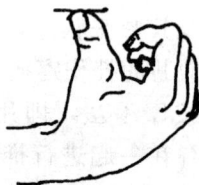

图 2-3　一指禅推法

1. 动作要领

做到蓄力于掌，发力于指，动作灵活，力量沉着，刚柔相兼，柔和有力，且能持续操作，不致疲劳。拇指端或罗纹面固定在经络穴位上，功力集中于拇指，推时不能离开。

2. 临床应用

一指禅推法具有调整脏腑功能，舒筋通络，调和营卫，行气活血，健脾和胃等作用，适用于全身各个部位的穴位。临床上常用于治疗内、外、妇、儿、伤科的多种疾病，尤其擅长治疗头痛、失眠、久泄、便秘、高血压、胃脘痛、痛经以及肢体关节疼痛等症。

二、滚法

用手背近小指侧部分或小指、无名指、中指的掌指关节突起部分，附着于一定的部位上，通过腕关节的屈伸外旋的连续活动，使产生的压力轻重、交替而持续不断地作用于经络穴位上（图2-4）。

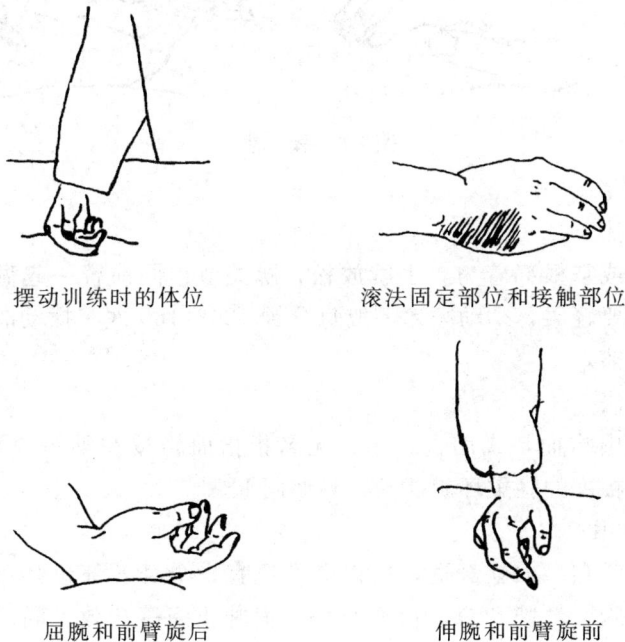

摆动训练时的体位　　　　　　　滚法固定部位和接触部位

屈腕和前臂旋后　　　　　　　　伸腕和前臂旋前

图 2-4　滚　法

1. 动作要领

（1）肩臂不要过分紧张，肘关节屈曲 120°～140°。

（2）手腕放松，滚动时掌背尺侧部要紧贴体表，不可跳动或使手背拖拉摩擦。

（3）手背滚动幅度控制在 120°左右，即当腕关节屈曲时向外滚动约 80°左右，腕关节伸时向内滚动约 40°左右。

（4）压力要均匀，动作要协调而有节律，不可忽快忽慢或时轻时重。

（5）每分钟滚动频率在 120～160 次。

2. 临床应用

滚法的特点是接触面较广，压力大而柔和，故适用于运动损伤导致的关节运动功能障碍等，对风湿疼痛、肌肤麻木不仁，肢体瘫痪有较好疗效。

三、揉法

揉法是推拿常用手法之一，是用手指或手掌在皮肤上揉动的一种手法。也可用拇指与四指成相对方向揉动，揉动的手指或手掌一般不移开接触的皮肤，仅使该处的皮下组织随手指或手掌的揉动而滑动（图2-5）。

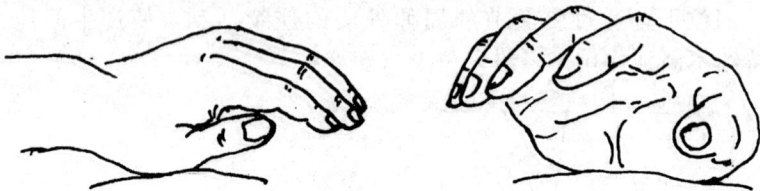

图 2-5 揉 法

1. 动作要领

（1）掌揉法

用大鱼际或掌根部着力，手腕放松，腕关节连同前臂一起做小幅度的回旋滑动。压力要轻柔，揉动频率一般每分钟 120～160 次。揉动时着力部位要吸定，不可摩擦。

（2）指揉法

用拇指或中指面，或用食、中、无名指指面轻按在某一穴位或部位上，腕部松，做小幅度的轻柔环旋揉动，频率同上。

2. 临床应用

揉法刺激缓和，柔软舒适，所以老幼适宜，全身各部位都可应用。掌揉法具有理气宽胸，健脾和胃，活血散瘀，消肿止痛等功效。同时，还具有缓和由于强手法刺激所产生疼痛的作用。适用于四肢、颈项、躯干部的伤筋，胸腹部外伤瘀血凝滞不散及胸腹胀满者。

第二节 摩擦类手法

一、擦法

擦法是推拿的主要手法。是用手掌紧贴皮肤，稍用力下压并做上下或左右直线往返移动摩擦，使之产生一定的热量，称为擦法（图2-6）。

1. 动作要领

（1）不论是上下摩擦或左右摩擦，均必须直线往返移动，不可歪斜。如果滑来滑去失去控制，忽左忽右的不在同一条直线上，那就不可能擦热，影响治疗效果。

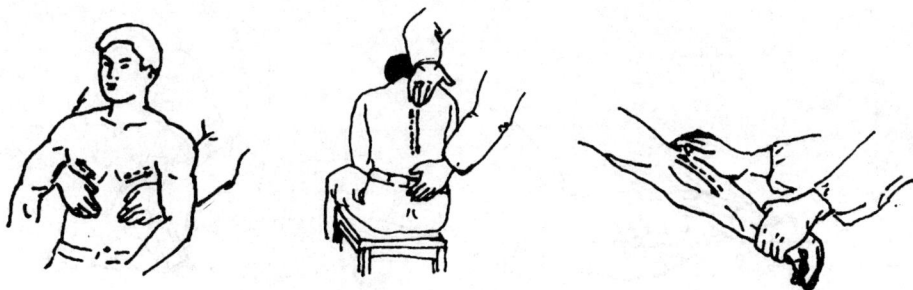

图 2-6 擦 法

（2）摩擦时往返距离要拉得长，而且动作要连续不断，如拉锯之状，不能有间歇停顿。如果往返距离太短，就容易把皮肤擦破；而动作间歇停顿，就不能产生热量深透而影响疗效。

（3）压力要均匀适中，以擦时不使皮肤皱褶为宜。

（4）摩擦频率一般每分钟 100 次左右。

2. 临床应用

本法是通过手掌和体表的直接摩擦，使之产生一定的热量深透，从而起到治疗作用。擦法具有较好的温经散寒、温肾壮阳、活血祛风、散瘀止痛等功效。常用于治疗腰背风湿痹痛，外伤筋脉拘急以及脾肾阳虚等。

3. 注意事项

（1）擦法是直接在体表上操作的手法，所以运用擦法时，必须在施术部位涂上少许润滑剂，既可保护皮肤，防止破皮，又可使擦时产生的热量易于深透。

（2）使用擦法后，施术部位的皮肤已经很热，因此，不宜再在该部位使用其他手法，特别是挤压捏拿类手法。否则很容易导致皮肤破裂。因此，在临床治疗时，擦法多用于其他手法结束之后。运用擦法后，可配合湿热敷，特别是对风湿痹痛以及软组织损伤等症，有助于提高疗效。

（3）运用擦法时，动作要缓和连续，使热量逐渐均匀透达肌肤。

（4）操作时，术者呼吸自然，切忌进气。

（5）指甲修剪平滑，防止戳破皮肤。

（6）保持室内温度，防止着凉。

二、推法

推法是临床常用手法之一，是用指掌或其他部位着力于人体一定部位或穴位上，做单方向的直线或弧形运动称为推法（图 2-7）。推法可分为平推法、直推法等。

21

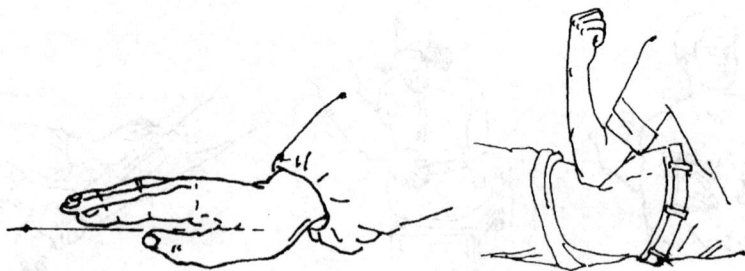

图 2-7　推　法

（一）平推法

1. 动作要领

用力稳而着实，推动速度宜缓。

（1）拇指平推法

用拇指面着力，其余四指分开助力，紧贴体表，按经络循行或肌纤维平行方向缓缓推进。在推进过程中，可在重点治疗部位或穴位上做按揉动作。一般可连续操作5～10遍。

（2）掌平推法

用手掌着力，以掌根部为重点向一定方向推进。如需要增大压力时，可用另一手重叠缓缓推进。一般可连续操作5～10遍。

（3）拳平推法

握拳，以食、中、环、小四指的第一指间关节突起部着力，向肌纤维平行方向缓缓推进。一般可连续操作3～5遍。

（4）肘平推法

屈肘以鹰嘴突起部着力，向肌纤维平行方向缓慢推进。一般可连续操作3～5遍。

2. 临床应用

拇指平推法具有疏通经络，化瘀散结，理筋活血，缓解软组织痉挛等作用。适用于肩背、腰臀、胸腹及四肢部等，常用于治疗风湿痹痛、筋肉拘急、肌肤感觉迟钝软组织损伤等。

掌平推法有较好的活血解痉和宽胸理气等作用，适用于面积较大的部位如腰背、胸腹等，可治疗腰背疼痛、肌肉劳损、胸腹胀痛等症。

拳平推法适用于腰背及四肢肌肉劳损、宿伤及风湿痹痛者。肘平推法有较好的祛风散寒、理筋活血等作用，多用于腰背脊柱两旁的膀胱经及臀部等，治疗迁移日久的腰腿痛及腰背风湿痹痛而感觉迟钝等。

由于平推法直接在体表操作，所以，在临床应用时，可在施术部位涂抹少许润滑剂，保持皮肤一定的润滑度，防止推破皮肤。

（二）直推法

用拇指桡侧面或食、中两指罗纹面在一定部位或穴位上做直线单方向移动称为直推法。

1. 动作要领

用拇指桡侧面或食、中两指指面在治疗部位或穴位上做直线单方向推动，要求轻快连续，一拂而过，一般频率每分钟200～220次，以推后皮肤不发红为佳。

2. 临床应用

直推的作用主要是清热。

三、搓法

即将两手掌分别放于患部的相对侧，用力做上下或前后搓动肢体的手法（图2-8）。搓法是一种辅助手法，常作为推拿治疗结束时的放松手法。

1. 动作要领

操作时宜自上而下、反复搓动多次，动作要轻快、协调，力量要平衡、连贯，不可使患者身体摇晃。

（1）对肩及上肢部施行搓法，患者坐位，肩臂放松，自然下垂。术者立于患者侧面，上身略前俯，用双手分别夹住其肩前后

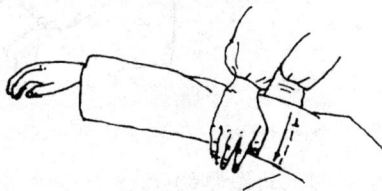

图2-8 搓 法

部，相对用力做快速搓揉，并同时循臂而下移动至腕部，如此往返3～5遍。

（2）对胁肋部施行搓法，患者坐位，两臂略上展。术者立于患者身后，用两掌分别夹住其左右两胁，自腋下搓向腰部两侧数遍。

（3）对下肢施行搓法，患者仰卧位，下肢屈膝约60°，术者立于床侧，用双手夹住大腿前后或内外侧，自上往下搓动至小腿部。

2. 临床应用

本法具有疏通经络、行气活血作用，能调和气血、舒松脉络，以松弛肌肉、消除肌肉疲劳等，多用于四肢、肩、膝、关节和腰背部的伤筋。

四、抹法

用拇指罗纹面紧贴皮肤，做上下左右或弧形曲线往返推动称为抹法（图2-9）。

1. 动作要领

单手或双手的拇指面紧贴治疗部位的皮肤，其余四指轻轻扶住助力，使

拇指面在往返推动时稳而沉着，要求动作缓和灵活，不可重滞，着力均匀，防止推破皮肤。

2. 临床应用

抹法具有开窍镇静、安神醒脑和扩张血管等作用。常用于头面及手掌部，多用于头痛、眩晕、神衰、失眠及掌指疼痛麻木乏力等。

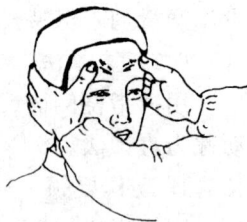

图 2-9 抹 法

第三节 振动类手法

一、抖法

即用手握住患者肢体的远端轻轻地抖动的一种手法（图 2-10）。

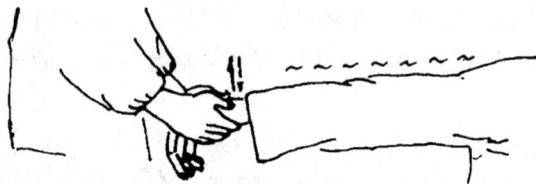

图 2-10 抖 法

1. 动作要领

（1）上肢平抖法

患者坐位，上肢放松。术者立于患者前外侧，上身略为前俯，用双手握住患肢手腕部，慢慢将患肢向前外方抬起约 70°～80°，然后稍用力做连续不断的小幅度的上下抖动，使肘、肩关节有松动感。要求抖动的幅度要小，用力要由下向上，频率要快（每分钟 250 次左右），不可进气。

（2）上肢提抖法

姿势同上。术者用一手扶住患者肩部，另一手握住患肢腕部慢慢上提，并同时做左右快速抖动，使肩臂有松动感。

（3）下肢牵抖法

患者仰卧，下肢放松。术者立于患者背后，用双手分别握住两踝部，将其抬起至离床面约 30 厘米左右，然后逐渐用力牵拉并同时做兼有使下肢内旋的上下连续抖动，使大腿及髋部有舒松感。本法操作时因下肢分量较重，故抖动时幅度要比上肢大些，而频率则相应慢些，一般以每分钟 100 次左右为宜。

2. 临床应用

抖法具有疏松脉络，松解粘连，滑利关节的作用，常用于治疗肩臂疼痛、肩关节活动功能障碍、腰椎间盘突出、急性腰扭伤、四肢关节疼痛、活动不利等症的辅助手法，尤以上肢部为常用。

二、振法

亦称颤法、振荡法等。用手指或掌面按压在人体的穴位或一定部位上，并做连续不断的快速颤动为振法（图 2-11）。用手指着力颤动的为指振法；用掌面着力颤动的为掌振法。

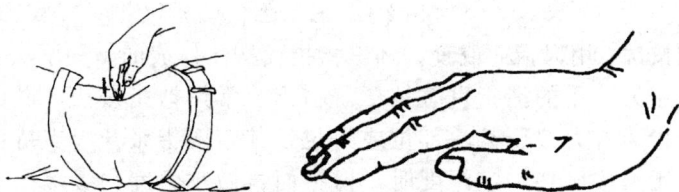

图 2-11 振 法

1. 动作要领

（1）指振法是用中指面按压在选定的穴位上，手指伸直，食指加压在中指的背面，肘微屈，运用前臂和手部的静止性用力，使肌肉强力收缩，集功力于指端而发生快速的颤动，其频率每分钟可达 600 次左右。

（2）掌振法是用掌面按压一定的部位，其余动作姿势与指振法相同。由于本法操作时手臂的肌肉需做强烈的静止性用力，故特别要注意呼吸自然，切忌进气。

2. 临床应用

振法具有舒经通络、祛瘀消积、活血止痛、温中理气、调节肠胃的作用，多用于胸腹部及头面部，常用于治疗胸腹胀痛、消化不良、头痛、失眠等症。

第四节　挤压类手法

一、按法

按法是用手指或手掌面着力在体表某一穴位或部位上，称为按法（图 2-12）。

1. 动作要领

按压方向要垂直往下，用力要由轻到重，稳而持续，使压力充分达到机体组织深部。切忌使用迅猛的暴发力，以免产生不良反应，给患者增加不必要的痛苦。在实际操作时，按法与揉法结合使用，组成按中有揉的按揉法，使手法刚柔相济。

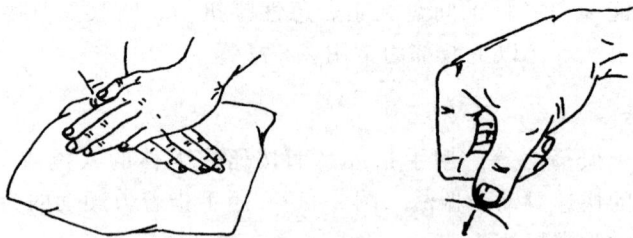

图 2-12 按 法

(1) 指按法：用拇指面或食、环三指指面按压体表的一种手法。单手指力不足时，可用另一手的拇指重叠按压。临床上常用拇指按法，操作时，将拇指伸直，用指面着力按压某一部位或穴位，其余四指张开起支持作用，协同助力，逐渐用力按压到一定深度时，拇指面再做小幅度的缓缓揉动。一般在穴位上按揉时，拇指不要移动位置，按压的力可有所增减。在经络上则可循经络进行缓慢的螺旋形的移动。

(2) 掌按法：用掌根、鱼际或全掌面着力按压体表的一种手法，单掌力量不足时，可用另一手掌重叠按压。当按压到一定深度时，掌面再做小幅度的揉动，边按揉边做缓缓的移动。

2. 临床应用

拇指按法具有良好的止痛作用，能够开通闭塞，温经散寒。拇指按法的接触面较小，但刺激的强弱和压力的轻重容易调节控制，适用全身各部的经络穴位。临床上，常用拇指按揉心俞、膈俞等穴治疗心绞痛；按揉脾俞、胃俞、足三里等穴治胃脘痛和腹痛；按合谷治疗头痛、牙痛等，都收到较好的止痛效果。

掌按法的接触面较大，刺激较为柔和，具有较好的疏松筋脉、温中散寒、活血散瘀等作用。临床上常用于治疗急慢性腰背疼痛，筋脉拘紧，肌肉痉挛，功能性脊柱侧突以及脘腹疼痛等。

二、压法

用拇指面、掌面或肘关节鹰嘴突起部着力，按压体表一定部位或穴位，称为压法。

1. 动作要领

压法的动作与按法相似，但压法的力量较按法要重。如指按法和掌按法，也可称为指压法和掌压法。也有将两者连起来，称为按压法。用肘部按压治疗部位，称为肘压法。

2.临床应用

肘压法的力量大，刺激强，仅适用于肌肉发达厚实的部位，如腰臀部等（图 2-13）。临床上常用于治疗腰肌强硬、顽固性腰腿痛等疾患，有较好的解痉止痛功效。

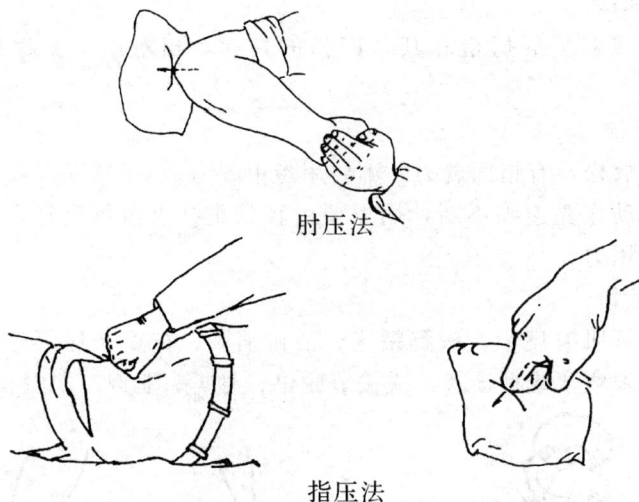

肘压法

指压法

图 2-13 压 法

三、点穴法

即用手指在经穴上点穴、按摩，又称穴道按摩。点穴法还可结合按摩揉捏和一指禅推法。拇指指力不足时，还可用屈曲的中指指间关节背侧点按。

1.动作要领

（1）指端点穴法是手握空拳，拇指伸直紧贴食指中节处，用拇指端着力点压穴位。

（2）屈指点法是用拇指或食指的第一指间关节屈曲突起部位着力点压穴位。

2.临床应用

点穴法能够疏畅经络、行气活血、调和脏腑、平衡阴阳，多用于腰、背、臀、四肢伤筋及各种损伤疾患伴有内证者。对有重要器官的部位施行本法时须慎用，若确实需要，应控制点压的力量。

四、掐法

即用指甲按压体表穴位或部位称为掐法，又称为切法、爪法、指针法。

1.动作要领

用指甲直接掐刺一定的穴位。

2. 临床应用

具有开窍、解痉作用，主要用于中暑晕厥、小儿惊风等症，常配合揉法，以缓和刺激，减轻局部疼痛等不良反应。

五、拿捏法

即用单手或双手的拇指和其余四指的指腹，相对用力紧捏患部（图2-14）。

1. 动作要领

（1）腕部放松，有指面着力，不要用指甲着力。

（2）拿捏动作要连绵不断，用力要由轻到重，再由重到轻，切忌突然用力或断断续续用力。

2. 临床应用

本法有缓解肌肉痉挛、松解粘连、活血消肿、祛瘀止痛等作用，适用于急慢性伤筋而致痉挛或粘连者，或关节脱位、骨折、肌肉、肌腱拉伤等。

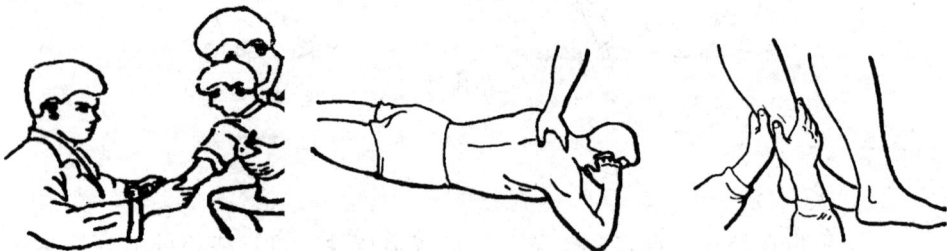

图2-14　拿捏法

六、捻法

用拇指和食指的指面相对捏住某一部位，稍用力做对称的如捻线状的揉搓，称为捻法（图2-15）。本法是一种辅助手法。

1. 动作要领

（1）腕部放松，用拇指和食指的指面相对捏住某一部位。

（2）用力柔和，不能间断，切忌突然使猛力。

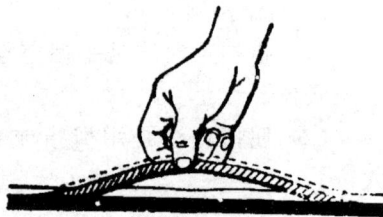

图2-15　捻　法

2. 临床应用

临床上多用于指、趾小关节疼痛麻木，肿胀或屈伸障碍等症的辅助治疗。

七、踩跷法

即用足掌踩踏肢体的一定部位，并做各种动作以防治疾病的一种推拿方法（图 2-16）。

1. 动作要领

（1）患者取俯卧位，在胸部和膝上部各垫枕头数个，使腹部离床面 10 厘米左右。

（2）医生双手要攀住预先设置好的扶手上（如横木、铁环等），便于调节自身的体重和控制踩踏的力量。

（3）踩踏时以单足或双足的前部着力于治疗部位，足跟提起，然后运用膝关节和踝关节的连续屈伸活动，注意足掌不得离开患者腰部，对腰部进行连续的踩压。

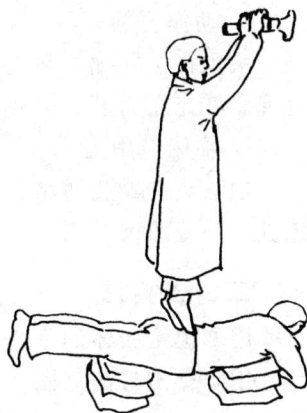

图 2-16　踩跷法

（4）踩压的次数以患者能够忍受为宜。一般可连续踩压 10 次左右。

2. 临床应用

腰部踩跷法可使腰椎被动性过伸活动，因其压力大，刺激强，临床上多用于身体壮实的患者，常用于治疗某些顽固性腰腿痛，如腰椎间盘突出症、肥大性脊椎炎等。

3. 注意事项

使用踩跷法必须慎重，务必考虑患者的体质和病情。踩踏的力量和次数要做到适可而止。如患者难以忍受或不愿配合，应立即停止操作。对诊断不明，特别是疑有脊椎结核，强直性脊柱或骨质疏松的患者禁用本法。对年老体弱者不宜使用。

第五节　叩击类手法

一、拍法

用手掌拍打体表称为拍法（图 2-17）。

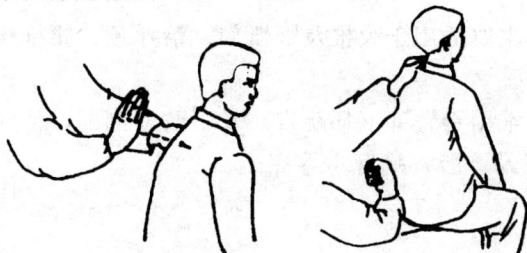

图 2-17　拍　法

1. 动作要领

手指自然并拢，掌指关节微屈，平稳而有节奏地拍打体表。拍打次数以出现微红充血为度。

2. 临床应用

拍法具有舒筋通络、行气活血的作用。常用于治疗风湿疼痛重者，肌肤感觉迟钝或肌肉紧张痉挛等症。

二、击打法

用拳捶击肢体的手法叫捶击法，用手掌拍打患处的手法叫拍打法，两法常并用，称击打法（图 2-18）。亦有用桑枝棒或其他击打的。

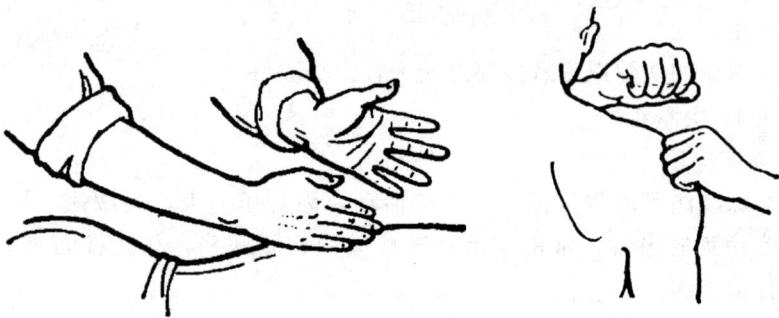

图 2-18 击打法

1. 动作要领

击打时要求动作均匀而有节奏，快慢要适中，蓄劲收提，用力轻巧而有反弹感。

2. 临床应用

击打法能疏通气血、祛风散寒，消除外伤后的瘀积和疲劳。拍打法适用于胸背部因用力不当内部屏伤岔气。击打法适用于腰背部、大腿以及臀部肌肉肥厚部位的陈旧性损伤兼有风寒湿症者。击法的力量较大，而且动作快速，对使用部位有一股冲击力，主要作用于深部组织，不同的击法适用于不同的部位。

（1）拳击法，主要适用于大椎及腰骶部，治疗颈、腰椎疾病所致的肢体疼痛麻木等症。

（2）掌击法，常用于臀部（环跳穴）及下肢外侧部，治疗坐骨神经痛、腰臀部软组织损伤以及下肢疼痛麻木等症。

三、弹法

用拇指面压住中指或食指的指甲，然后用力迅速弹出，如此连续弹击某一部位或穴位。操作时弹击力量要突发而均匀，可适用全身多部。

1. 动作要领

（1）腕部放松，拇指面压住中指或食指的指甲。

（2）使用弹法时，用力要大，速度要快，连续不断。切忌用力轻，断断续续。

2. 临床应用

作为配合手法，应用于头项部，治疗项强、头痛等症。

四、啄法

两手五指微屈分开成爪形或聚拢成梅花形，运用腕部的屈伸，两手交替上下轻击一定部位。击打速度要轻快而有节奏。

1. 动作要领

（1）腕部放松，两手五指微屈分开成爪形或聚拢成梅花形，运用腕部的屈伸，两手交替上下轻击一定部位。

（2）使用啄法速度要轻快，富有节奏，不宜连续不断，用力击打。

2. 临床应用

如鸡啄米状，故称啄法。啄法具有安神醒脑、疏通气血等作用，适用于头部和背部穴位，对头痛、失眠、肩背劳损等症有较好的疗效。

五、叩法

叩法的动作与击法相似，只是力量较轻，轻击为叩。叩击时主要运用腕部的侧屈活动，频率要快而有节奏，叩击力量要轻而均匀。

1. 动作要领

叩法的动作要领与啄法相似。

2. 临床应用

叩法具有舒松筋脉、行气活血的作用，常用于肩背及四肢部，对肩背疼痛、肢体乏力等症，可用本法做配合治疗。

第六节 运动关节类手法

对关节做被动性活动，使关节伸展、屈伸或旋转的一类手法称运动关节类手法。本类手法主要有摇法、扳法、背法、拔伸法等。

一、旋转摇晃法

本法是针对有关节旋转功能障碍，使关节做被动旋转摇晃活动的一种手法，常与屈伸法配合应用。操作时一手握住关节近端，另一手握住肢体远端，做来回旋转及摇晃的动作（图2-19）。

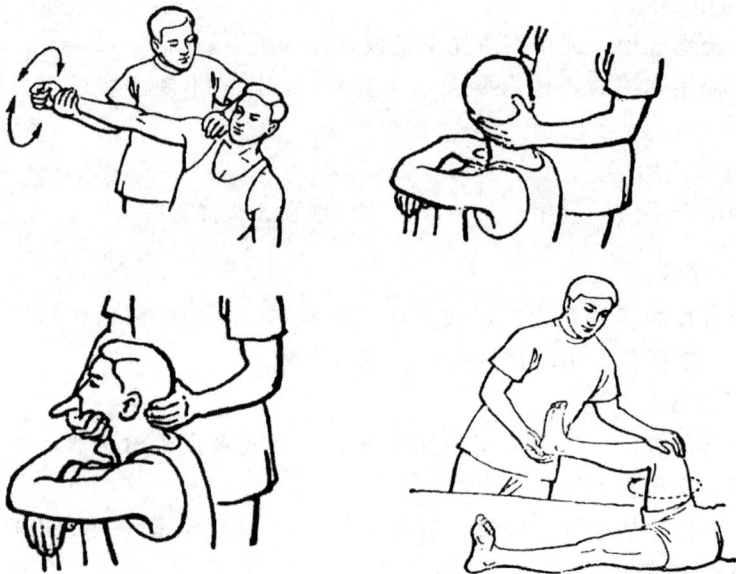

图2-19　旋转摇晃法

1. 动作要领

摇转幅度由小到大，动作要缓，用力要稳。要注意被摇关节的正常生理活动功能，因势利导。切忌动作粗暴或违反正常生理功能的摇转。踝关节急性扭伤一般不宜用本法。

2. 临床应用

摇法具有舒筋活血、滑利关节、松解粘连以及增强关节活动功能等作用，适用于四肢和脊柱部。颈部摇法常用于治疗颈椎病、失枕、颈项部软组织损伤以及受风寒湿侵袭而致的项强疼痛、活动不利等症；肩关节摇法常用于肩关节活动功能障碍；腰部摇法主要是在急性腰扭伤，腰部活动不利的情况下作为一种辅助手法使用；摇髋关节常用于髋部伤筋疼痛、腰腿痛所致的髋关节活动不利、牵掣疼痛等症；踝关节摇法适用于踝部伤筋日久肿胀疼痛、活动不利等症。

二、扳法

用双手向同一方向或相反方向用力，使关节伸展或旋转称为扳法（图2-20）。本法是推拿按摩常用手法之一，临床上常用于治疗四肢关节功能障碍及脊椎小关节错缝症。

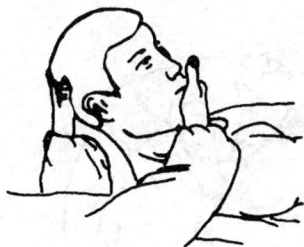
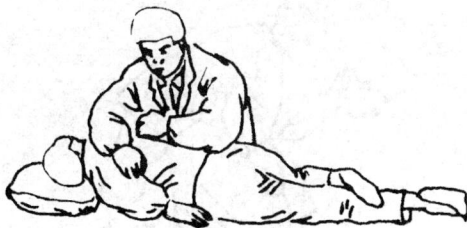

颈项部扳法　　　　　　　　　　腰部斜扳法

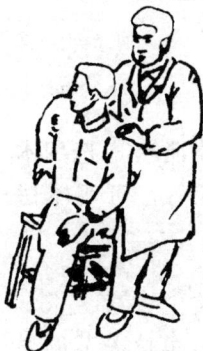
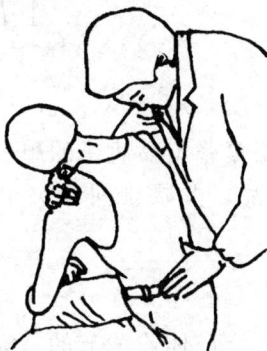
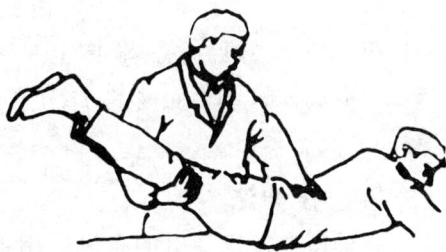

直腰旋转扳法　　　　弯腰旋转扳法　　　　腰部后伸扳法

图 2-20　扳　法

1. 动作要领

由于扳法的力量对关节所起的作用比摇法更为直接，必须特别注意手法技巧，谨慎施法。严格掌握扳法的适应症和禁忌症。

2. 临床应用

扳法具有松解粘连、整复关节错缝和调整脊柱生理弧度等作用。主要用于因软组织粘连所致的关节运动障碍、小关节错缝以及脊柱生理弧度改变等。

三、背法

将患者反背起来的一种手法（图 2-21）。

1. 动作要领

术者和患者背对背站立，并与患者的两肘相互钩住，然后屈膝、弯腰挺臀，将患者反背起，使其双脚离地，此时，患者头要后仰，使背部紧靠，以牵拉患者腰椎脊，同时术者臀部可做上下或左右晃动。操作时臀部的晃动要和两膝的屈伸及挺臀动作协调一致。

2. 临床应用

背法的作用原理大致与腰椎后伸扳法相似，主要是使腰柱及其两侧腰肌向后过伸，促使扭错的小关节复位。本法可利用患者自身的重量对腰椎起牵

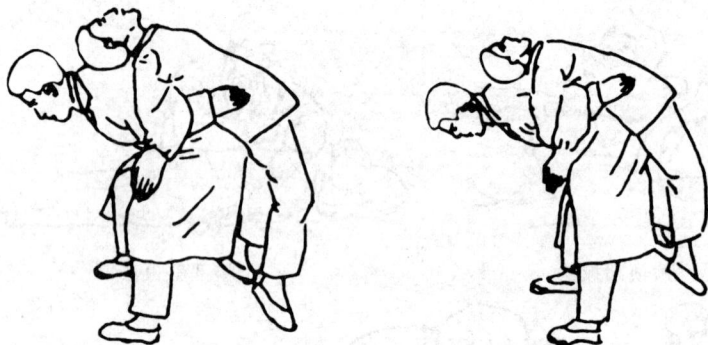

图 2-21 背 法

引作用，便于腰肌放松。临床上对腰肌紧张不易放松的患者常常考虑选用本法。一般急性腰扭伤、腰椎后关节紊乱以及腰椎间盘突出症等，可用本法治疗。

四、拔伸法

拔伸即牵拉或牵引的意思，用手固定肢体或关节的一端，牵拉关节的另一端的方法称为拔伸法（图 2-22）。

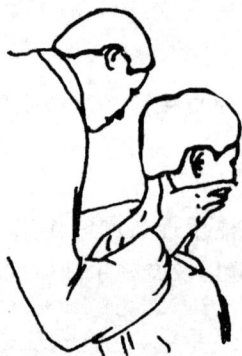

颈项部拔伸法　　　　　　肩关节拔伸法

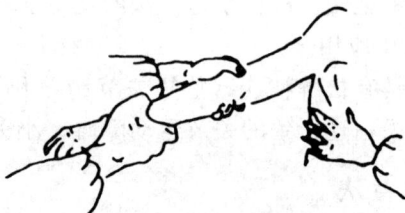

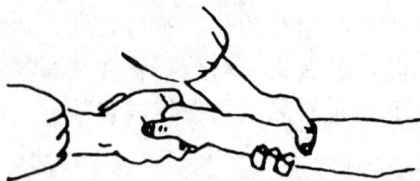

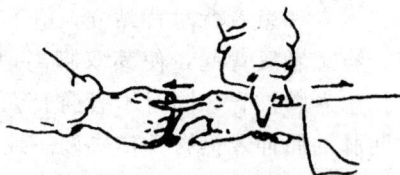

腕关节拔伸法　　　　　　指间关节拔伸法

图 2-22　拔伸法

1. 动作要领

拔伸法常用于颈椎、肩、腕、指等关节，操作时用力要稳而持续，不可突发暴力。

（1）颈椎拔伸法

患者端坐，术者立于患者后侧方，用一手肘弯部托住患者下颌，扶住患者对侧头部，另一手托住其枕后部，两手同时用力向上拔伸，牵颈脊柱。

（2）肩关节拔伸法

患者坐于低凳，患肢放松，术者立于患者后外侧，用双手握住患者腕部慢慢向上牵拉。动作要缓和。

（3）腕关节拔伸法

患者坐位，术者对面而坐，用双手握住患者手腕掌部，逐渐用力拔伸，与此同时嘱咐患者上身略向后仰，形成对抗牵拉。

（4）指间关节拔伸法

用一手握住患者腕上部，另一手捏住患者指端，两手同时向相反方向用力拔伸。

2. 临床应用

拔伸牵引的作用主要是拉宽关节间隙，放松肌肉和其他软组织，松解粘连，为关节的整复或功能恢复创造有利条件。

颈椎拔伸法常用于颈项部扭伤、失枕以及颈椎病、颈椎半脱位等，应用时常结合扳法。

肩关节拔伸法可用于肩周病所致的关节功能障碍。作为辅助手法应用。

腕关节拔伸法常用于腕部伤筋或腕骨错缝。

指间关节拔伸法可用于指部伤筋、脱位，拔伸后继以推抹，使关节复位。

本法还可用于类风湿性关节炎所致的指间关节肿胀疼痛、关节活动不利等，拔伸后可继以捻法配合应用。

第三章 经络学说

第一节 经络学说概述

经络学说是中医基本理论的重要组成部分。经络学说在指导中医临床实践，特别是指导针灸、推拿按摩、气功等疗法等方面，具有十分重要的意义。经络相贯，遍布全身，通过有规律的循行和广泛的联络交汇，构成了经络系统，把人体五脏六腑、器官孔窍以及皮肉筋骨等组织连接成一个统一的有机整体。经络是一种特殊通路，具有运行全身气血，濡养脏腑组织，联络脏腑肢节，沟通内外上下，感应传导作用，调节机体平衡的功能。正如《素问·举痛论》所说："经脉流行不止，环周不休。"

经脉分为正经和奇经两大类。

正经即十二正经，又称"十二经脉"。包括：

手三阴经：手太阴肺经、手少阴心经、手厥阴心包经；

足三阴经：足太阴脾经、足少阴肾经、足厥阴肝经；

手三阳经：手太阳小肠经、手少阳三焦经、手阳明大肠经；

足三阳经：足太阳膀胱经、足少阳胆经、足阳明胃经。

手足三阴经和手足三阳经，左右对称，各自分属于一脏或一腑，是气血运行的主要通道。

奇经八脉则包括任脉、督脉、冲脉、带脉、阴跷脉、阳跷脉、阴维脉、阳维脉，是十二经脉以外的八条重要经脉，有统率、联络和调节十二经脉的作用。

一、经络的功能

经络的功能活动称为"经气"，主要表现在沟通表里上下，联系脏腑器官，通行气血，濡养脏腑组织，感应传导及调节人体各部分机能等方面。

（一）沟通表里上下，联系脏腑器官

《灵枢·本脏篇》说："夫十二经脉者，内属于脏腑，外络于肢节。"人体是由五脏六腑、四肢百骸、五官九窍、皮肉脉筋骨等组成的。它们虽各有不同的生理功能，但一脏一腑，一阴一阳，一表一里，互相络属，构成脏腑表里关系，共同进行着有机的整体活动，使人体内外、上下保持协调统一，构成一个有机的整体。而这种有机配合，相互联系，主要是靠经络的沟通、联络作用实现的。由于十二经脉及其分支的纵横交叉，入里出表，贯通上下，相互络属于脏腑，奇经八脉联系沟通于十二正经。这样，不仅使脏腑之间，经脉之间相互联系，而且使脏腑与五官九窍、外周肢节之间有机地联系起来，构成了一个以脏腑为中心的统一整体。十二经脉的循行分布和走向规律是：手之三阴，从胸走手，行于上肢内侧；手之三阳，从手走头，行于上肢外侧；足之三阳，从头走足，行于胸、背、身侧及下肢外侧；足之三阴，从足走腹、上胸，行于下肢内侧。

（二）运行气血，濡养脏腑组织

经络是气血循行的通路。人体的各个脏腑组织，均需要气血的濡养，才能维持其正常的生理活动。而气血之所以能通达全身，发挥其营养组织器官，抗御外邪，保卫机体的作用，则必须依赖于经络的传注。所以《灵枢·本脏篇》说："经脉者，所以行血气而营阴阳，濡筋骨，利关节者也。"

（三）感应传导作用

经络不仅有运行气血的作用，而且有感应传导的作用，所以经络也是人体各组成部分之间的传导网。针刺或其他刺激，其感觉通过经络传导于脏腑，以达到调整脏腑功能的目的。脏腑功能活动的变化亦可通过经络的传导而反应在体表。所以针刺中的"得气"（酸、麻、胀和触电感）和"行气"现象，就是经络传导感应作用的表现。

（四）调节机体平衡

经络能运行气血和协调阴阳，使人体机能活动保持相对的平衡。当人体发生疾病时，出现气血不和及阴阳偏盛偏衰的证候，可运用针灸等治法以激发经络的调节作用，以"泻其有余，补其不足，阴阳平复"。

二、经络学说的应用

（一）阐释病理变化

在生理情况下，经络具有运行气血，感应传导的作用。所以，在病理情况下，经络就成为传递病邪和反映病变的途径。

1. 传递病邪

当经气不利时，外邪侵袭皮毛，通过经络传递，可内传五脏六腑。所以《素问·皮部论》说："邪客于皮则腠理开，开则邪入客于络脉，络脉满则注于经脉，经脉满则入舍于脏腑也。"如外邪侵袭肌表，初见寒热头痛等症，若外邪循经内传于肺，则可出现咳喘、胸痛、胸闷等肺病证候。

脏腑之间通过经络沟通联系。所以，经络不仅是外邪从皮毛肌肤内传脏腑的传变途径，也是脏腑之间病变相互影响的途径。如足厥阴肝经挟胃、注入肺中，因此，肝病可犯胃、犯肺；足少阴肾经入肺、络心，因此，肾虚水泛可凌心、射肺。互为表里的两条经脉，更因经脉相互络属，使互为表里的脏腑在病理上相互影响，如心火可下移于小肠；大肠实热，腑气不通，可使肺气不利而出现咳喘胸满等。

2. 反映病变

脏腑的病变，通过经络的传导，可反映到外表，表现在某些特定部位或与其相应的孔窍。如肝气郁结常见两胁、小腹胀痛，这是因为足厥阴肝经抵小腹、布胁肋；真心痛，不仅表现为心前区疼痛，且常放射至上肢内侧尺侧缘，这是因为手少阴心经行于上肢内侧后缘之故。又如胃火上炎见牙龈肿痛，肝火上炎见目赤等，都说明了脏腑的病变通过经络传导，反映出病理变化。

（二）指导诊断和治疗

1. 指导疾病的诊断

由于经络有一定的循行部位和络属特定的脏腑，在临床诊断上，就可以根据疾病症状出现的部位，结合经络循行的部位及所联系的脏腑，以判断属于何经、何脏或何腑的病变。例如：两胁疼痛，多为肝胆疾病；缺盆中痛，常是肺脏的病变。又如头痛一症，痛在前额者，多与阳明经有关；痛在两侧者，多与少阳经有关；痛在后头部及项部者，多与太阳经有关，痛在巅顶者，多与厥阴经有关。《伤寒论》的六经辨证，即是在经络学说基础上发展起来的辨证体系。同时，由于经络内属脏腑，脏腑的病变通过经络的传导可反映于外，所以脏腑功能失调所出现的病证，亦即经气失常的病变，如咳嗽、喘息、胸闷等症。

另外，在临床实践中，还发现在经络循行的部位，或在经气聚集的某些穴位处，可有明显的压痛或有结节状、条索状的反应物，或局部皮肤出现某些形态、颜色的变化，也有助于疾病的诊断。如肺脏有病可在肺俞穴出现结节或中府穴有压痛；肠痈可在阑尾穴有压痛；长期消化不良的患者可在脾俞穴见到异常变化等等。

2. 指导临床治疗

经络学说被广泛地用以指导临床各科的治疗，特别是对针灸、按摩和药物治疗，更具有较大的指导意义。

针灸与按摩疗法，主要是对于某一脏腑或某一经的病变，除了在病变的邻近取穴外，还必须根据脏腑经络学说进行辨证，判断疾病属于何经何脏（或腑），在经络循行分布路线和联系范围来选穴，这就是"循经取穴"。只有邻近取穴和循经选穴有机配合，进行针灸或按摩，才能调整经络气血的功能活动以治愈疾病。

药物治疗也要以经络为通道，通过经络的传导转输，才能使药达病所，发挥治疗作用。古代医家在长期的临床实践中，发现某些药物对某一脏腑经络有特殊选择性作用，创立了"药物归经"理论。金、元代医家张洁古、李东垣还按照经络学说，提出"引经报使"药，如治头痛，属太阳经的可用羌活，属阳明经的可用白芷，属少阳经的可用柴胡。羌活、白芷、柴胡不仅分别归于手足太阳、阳明、少阳经，且能作为引经药引导他药归入上述各经而发挥治疗作用。

长期以来广泛用于临床的针刺麻醉，以及耳针、头皮针、电针、穴位埋线、穴位结扎等疗法，也都是在经络理论的指导下进行的，并使经络学说得到一定的发展。

三、取穴原则

（一）局部取穴

即在损伤局部取穴。如肱骨外髁炎，取曲池；腕尺侧副韧带损伤，取神门、腕骨等。

（二）就近取穴

在损伤局部和邻近部位附近选取有关俞穴。如颈部损伤，取风池、天柱、肩井等穴；肩袖损伤，取肩髃、肩髎、肩贞。如肩痛时选用阿是穴，如肩髃、膈俞穴等。（注：阿是穴又称不定穴、天应穴。它既无固定的部位，又无具体的名称，而是以患病局部的压痛点为穴位。）

（三）循经取穴

又称远道取穴，根据经络循行路径，判断受伤部位属于何经，在本经远端部位取穴，针刺 1～2 个大穴。如腰痛时可在足太阳膀胱经上，针刺委中、昆仑、环跳、承山、悬钟等穴；腹肌拉伤、肠痉挛，取足三里、内关；肩痛可加刺外关、关冲等。

（四）经验穴

根据临床经验，选取有显著治疗作用的穴位，称为经验穴。如腰背痛，取昆仑、委中、承山、命门；胃痛，取中脘、足三里；牙痛，取合谷、颊车。

四、针刺的注意事项

（1）做好患者的思想工作，消除紧张情绪。

（2）不宜在饥饿、疲劳、精神过度紧张或大汗时进行针刺，以防晕针。

（3）针刺的强度和深度要适宜，对胸、胁、腰、背、脏腑所在的穴位，不宜直刺深刺，以免增加患者痛苦和损伤脏器。

（4）对损伤出血不止的患者，不宜针刺。

第二节　十二经脉和常用穴位

穴位是人体经络脏腑之气输注聚积于体表的部位，也是针刺、艾灸施治的部位。它有输注气血、反映病痛、防治疾病的作用。通常分布在一定的经脉循行通路上。人体的穴位很多，归纳起来有十四经俞穴、经外奇穴、阿是穴三种。

十四经俞穴，又称经穴，属于十二经脉和任督二脉上的俞穴，约有 361 个穴位。经临床实践证明，这些穴位具有治疗本经疾病的作用。

一、十二经脉循行示意图及其穴位

（一）手太阴肺经循行示意图及其穴位

手太阴肺经循行示意图如图 3-1 所示。

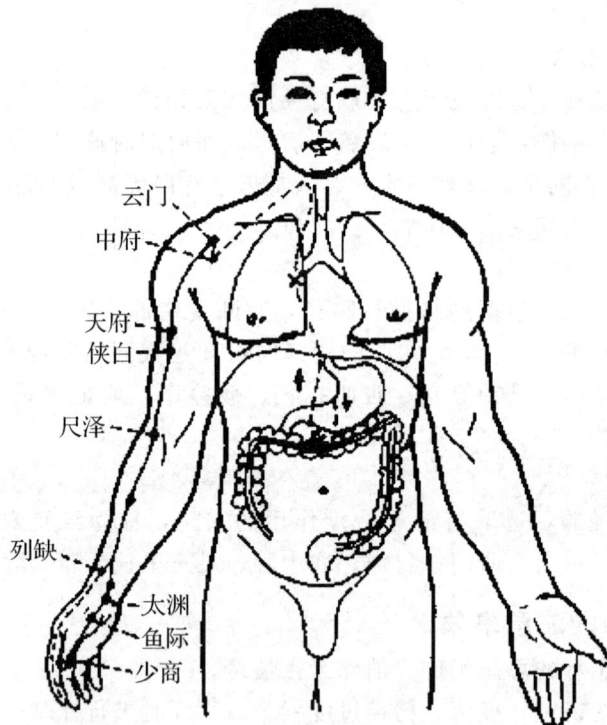

图 3-1　手太阴肺经循行示意图

（1）起于中焦，向下联络大肠；（2）回绕过来沿着胃的上口；（3）通过横膈，属于肺脏；（4）从肺系（肺与咽相联系的部位）横行出来（中府）；（5）向下沿着上臂内侧，行于手少阴经和手厥阴经的前面；（6）下行到肘窝中；（7）沿着前臂内侧前缘；（8）进入寸口；（9）经过鱼际；（10）沿着鱼际的边缘；（11）出拇指内侧端（少商）。

手太阴肺经主要穴位如下所述。

1. 中府

部位：在胸前壁的外上方，云门下1寸，平第1肋间隙，距前正中线6寸。

主治：咳嗽、气喘、烦满、胸痛、肩背痛、腹胀、纳呆等。

刺灸法：针尖向外侧斜刺0.5～1寸，可灸。

注意事项：不可向内侧肋间隙方向深刺，否则会刺伤胸膜引起气胸。

2. 尺泽

部位：肘横纹中，肱二头肌腱桡侧缘。

主治：咳嗽、气喘、咯血、潮热、胸胁胀满、膝髌肿痛、振寒瘛疭、身疼、腰脊强痛、肘臂挛痛、四肢暴肿、手不能伸，以及肘关节及周围软组织疾患等。

刺灸法：直刺0.5～0.8寸，或点刺出血，可灸，慎用直接灸。

3. 列缺

部位：桡骨茎突上方，腕横纹上1.5寸，即左右两手虎口交叉处，当一手的食指压在另一手腕后桡骨茎突上，食指尖所指小凹陷处。

主治：咳嗽、头痛、颈项痛、气喘、咽喉肿痛及两臂扭伤、桡骨茎突狭窄性腱鞘炎等。

刺灸法：向肘或腕方向横刺或斜刺0.3～0.5寸，可灸5～10分钟，慎用直接灸。

4. 太渊

部位：在腕掌侧横纹桡侧，桡动脉搏动处。

主治：咳嗽、气喘、咯血、胸背痛、肺胀；手腕无力疼痛、桡腕关节、周围软组织疾患及膈肌痉挛等。

刺灸法：避开血管，直刺0.3～0.5寸，不可伤及桡动脉、静脉。禁用直接灸，温灸5～8分钟。

5. 少商

部位：拇指桡侧指甲帮旁约0.1寸。

主治：咳嗽、气喘、咯血、中风昏迷、晕厥、牙关紧闭、癫狂、小儿惊风等。为常用急救要穴之一。

刺灸法：浅刺0.1寸，或点刺出血。

（二）手阳明大肠经循行示意图及其穴位

手阳明大肠经循行示意图如图3-2所示。

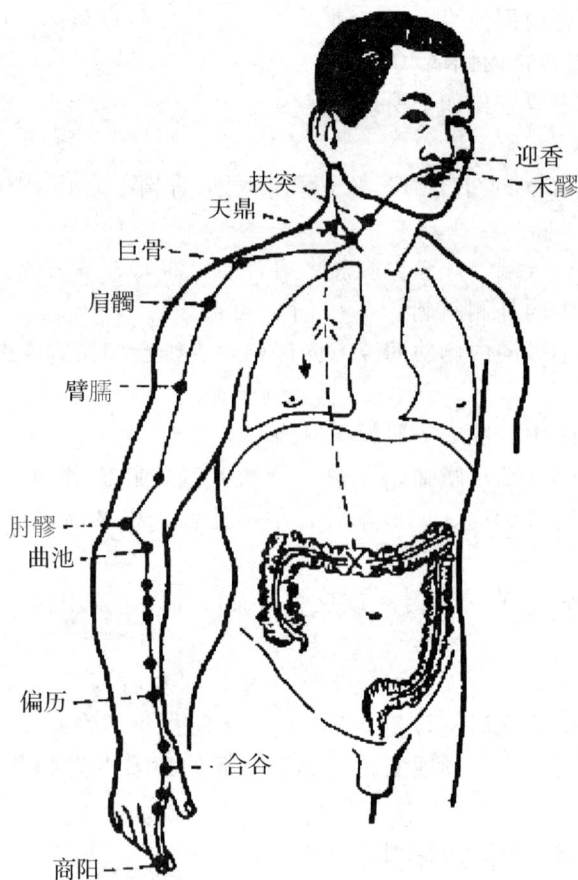

图 3-2　手阳明大肠经循行示意图

（1）起于大指次指之端（商阳）；（2）沿着食指内（桡）侧向上，通过第一、二掌骨之间（合谷），向上进入两筋（拇长伸肌腱与拇短伸肌腱）之间的凹陷处；（3）沿着臂外侧前缘；（4）至肘部外侧；（5）再沿上臂外侧前缘；（6）上走肩端（肩髃）；（7）沿肩峰前缘；（8）向上出于颈椎（大椎）；（9）再向下进入缺盆（锁骨上窝）部；（10）联络肺脏；（11）通过横膈；（12）属于大肠；（13）缺盆部支脉，上走颈部；（14）经过面颊；（15）进入下齿龈；（16）回绕至上唇，交叉于人中，左脉向右，右脉向左，分布在鼻翼旁（迎香）与足阳阴胃经连接。

手阳明大肠经主要穴位如下所述。

1. 商阳

部位：在食指末节桡侧，当平齐桡侧指甲角与指腹桡侧缘间连线之中点处，距指甲角 0.1 寸。

主治：高热、神智昏迷、急性咽喉肿痛等，为常用急救要穴之一。

刺灸法：浅刺0.1寸，或点刺出血。

2. 合谷

部位：第一、二掌骨之间，稍偏食指侧。

主治：头面诸症及手臂痛、腕部劳损、感冒等。

刺灸法：直刺0.5～1寸，可灸。孕妇宜慎用本穴。

3. 曲池

部位：在肘部的桡侧，当尺泽穴与肱骨外上髁之间的中点处（肘关节屈曲成90°）。

主治：咽喉肿痛、齿痛、目赤痛、瘾疹、瘰疬、湿疹、丹毒、疔、半身不遂、手臂肿痛等。

刺灸法：直刺0.5～1寸，可灸。

4. 肩髃

部位：肩胛骨肩峰与肱骨大结节之间的凹陷处。臂外展至水平位时，肩峰下可出现一明显的凹陷即是。

主治：肩臂痛、肩袖损伤、肩周炎、颈椎病、肩峰下滑囊炎、中风半身不遂、手臂拘挛、筋骨酸痛等。

刺灸法：斜刺0.5～1寸，沿肱骨长轴向肘部刺入，可灸。

5. 迎香

部位：在面部，鼻翼外缘中点旁，当鼻唇沟中。

主治：口眼歪斜、面部蚁走感、面痒、浮肿、面部疼痛，以及鼻塞、鼻渊、鼻衄等。

刺灸法：直刺0.2～0.3寸，斜向上刺针0.5～1寸，不宜灸。

6. 肘髎

部位：屈肘90°，在肘横纹头至肱骨外上髁的中点。

主治：手臂肿痛、肘痛、外髁炎、上肢关节痛、发热等。

刺灸法：屈肘直刺，针1.5～2.5寸，或指针。

7. 手三里

部位：在曲池穴下2寸。

主治：肩臂痛、手臂麻木、外髁炎、腰背痛等。

刺灸法：屈肘，直刺，针1～2寸，或指针。

8. 阳溪

部位：伸拇指时，在伸拇长、短肌腱之间凹陷中。

主治：腕部软组织损伤、手腕痛、头痛、牙痛、桡骨茎突狭窄性腱鞘炎等。

刺灸法：伸腕在桡骨茎突下端取穴，直刺，针 0.3～1 寸，或指针。

（三）足阳明胃经循行示意图及其穴位

足阳明胃经循行示意图如图 3-3 所示。

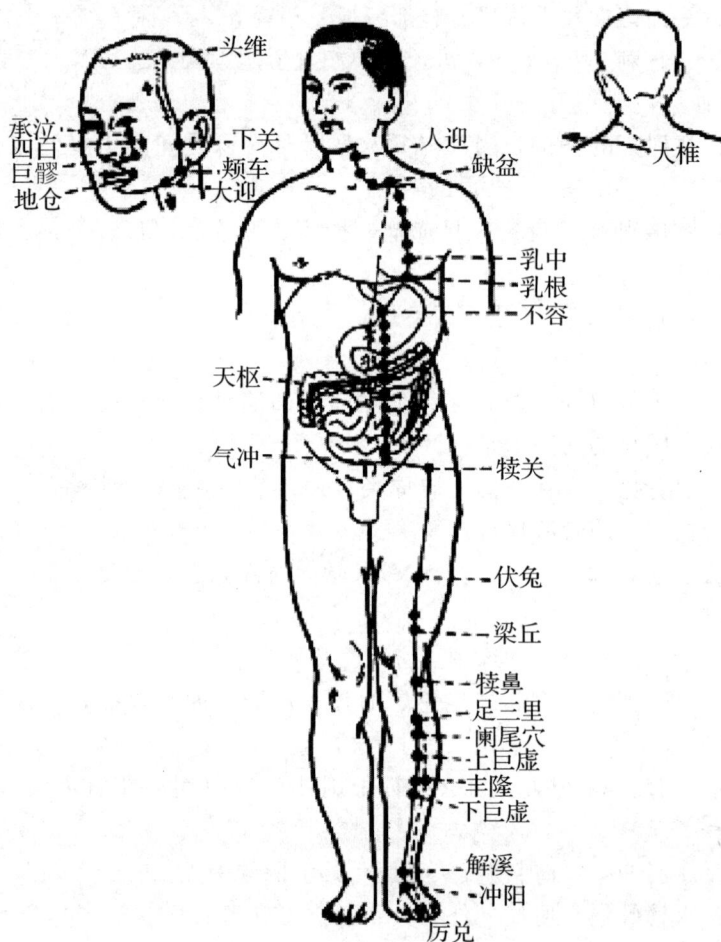

图 3-3　足阳明胃经循行示意图

（1）起于鼻翼两侧（迎香），上行到鼻根部；（2）与旁侧足太阳经交会；（3）向下沿着鼻的外侧（承泣）；（4）进入上齿龈内；（5）回出环绕口唇；（6）向下交会于颏唇沟承浆（任脉）处；（7）再向后沿着口腮后下方，出于下颌大迎处；（8）沿着下颌角颊车；（9）上行耳前，经过上关（足少阳经）；（10）沿着发际；（11）到达前额（神庭）；（12）面部支脉，从大迎前下走人迎，沿着喉咙；（13）进入缺盆部；（14）向下通过横膈；（15）属于胃，联络脾脏；（16）本经脉另一分支从缺盆出体表，经乳头；（17）向下挟脐旁，进入少腹两侧气冲；（18）胃下口部支脉，沿着腹里向下到气冲会合；（19）再由此下行到髀关；（20）直抵伏兔部；（21）下至膝盖；（22）沿着胫骨外侧前缘；（23）下经足跗；（24）进入第二足趾外侧端（厉兑）；（25）胫部支脉，从膝下3寸（足三里）处分出；（26）进入足中趾外侧；（27）足跗部支脉：从跗上（冲阳）分出，进入足大趾内侧端（隐白），与足太阴脾经相接。

足阳明胃经主要穴位如下所述。

1. 地仓

部位：在面部口角外侧，上直对瞳孔。

主治：口眼歪斜、口角蠕动、齿痛、面神经麻痹及面肌痉挛、三叉神经痛、口角炎等。

刺灸法：直刺0.2寸，或向颊车方向平刺0.5～1.5寸，可灸。

2. 颊车

部位：在面颊部，下颌角前上方约一横指（中指），当咀嚼时咬肌隆起，按之凹陷处。

主治：牙关紧闭、口眼歪斜、颊肿、齿痛、面肌痉挛等。

刺灸法：直刺0.3～0.5寸，或向地仓斜刺1～1.5寸，可灸。

3. 天枢

部位：在腹中部，脐中旁开2寸。

主治：腹胀肠鸣、绕脐痛、便秘、泄泻，以及小便不利、水肿、淋浊等。

刺灸法：直刺1～1.5寸，可灸。

4. 犊鼻

部位：屈膝，在膝部髌骨与髌韧带外侧凹陷中。

主治：膝关节损伤、髌骨劳损、髌腱腱围炎、髌腱末端病、胫骨结节骨软骨炎、半月板损伤、脂肪垫损伤等。

刺灸法：向后内斜刺0.5～1寸，可灸。

5. 足三里

部位：在小腿前外侧，当犊鼻下3寸，距胫骨前缘一横指（中指）。

主治：运动后肌肉疲劳、胫骨疲劳骨折、胫骨结节骨软骨炎、小腿间隔综合征、胃痛、消化不良、贫血、神经衰弱、心悸怔忡、胸闷气短、卒心痛等。

刺灸法：正坐屈膝，直刺或斜刺1～2寸，可灸。

本穴为常用的保健要穴之一，主治甚广，可保健强身，治疗虚劳羸瘦、下肢痹痛等。

6. 上巨虚

部位：在小腿前外侧，当犊鼻下 6 寸，距胫骨前缘一横指（中指）。

主治：下肢痿痹、偏风、足跟或足趾间痛、下肢浮肿等，以及肠鸣、腹痛、泄泻、便秘、肠痈、脚气等。

刺灸法：直刺 1～2 寸，可灸。

7. 丰隆

部位：在小腿前外侧，当外踝尖上 8 寸，条口外，距胫骨前缘二横指（中指）。

主治：痰多、咳嗽、胸痛、咽喉肿痛、哮喘、便秘、泄泻、痢疾、腹中切痛等。

刺灸法：直刺 1～1.5 寸，可灸。

8. 内庭

部位：足第二、三趾的趾缝间隙中。

主治：足背肿痛、胫痛不可屈伸、跖趾关节扭伤、第二跖骨疲劳性骨折、齿痛，以及咽喉肿痛、喉痹、鼻衄、耳鸣、牙痛、胃痛等。

刺灸法：坐位垂足，斜刺向上，针 0.3～0.8 寸或指针，可灸。

9. 髀关

部位：髂前上棘直下，平会阴处。

主治：髀节疼痛、腰痛、股四头肌拉伤、膝关节痛、大腿肌肉萎缩、股外侧皮神经炎等。

刺灸法：正坐屈膝 90°或仰卧伸膝于股骨大转子的前下方，缝匠肌和阔筋膜张肌之间取穴，直刺或斜刺，针 1.5～2.5 寸，或指针。

（四）足太阴脾经循行示意图及其穴位

足太阴脾经循行示意图如图 3-4 所示。

（1）起于足大趾末端（隐白）；（2）沿着大趾内侧赤白肉际；（3）上行至内踝前面；（4）再上腿内侧；（5）沿着胫骨后面；（6）交出足厥阴经的前面；（7）经膝、股部内侧前缘；（8）进入腹部；（9）属于脾脏，联络胃；（10）通过横膈上行；（11）挟食管旁边；（12）连系舌根，分散于舌下；（13）胃部支脉，向上再通过横膈；（14）流注于心中，与手少阴经相连接。

足太阴脾经穴位如下所述。

1. 隐白

部位：在足大趾末节内侧，当平齐内侧趾甲角与趾腹内侧缘间连线之中点处，距趾甲角 0.1 寸。

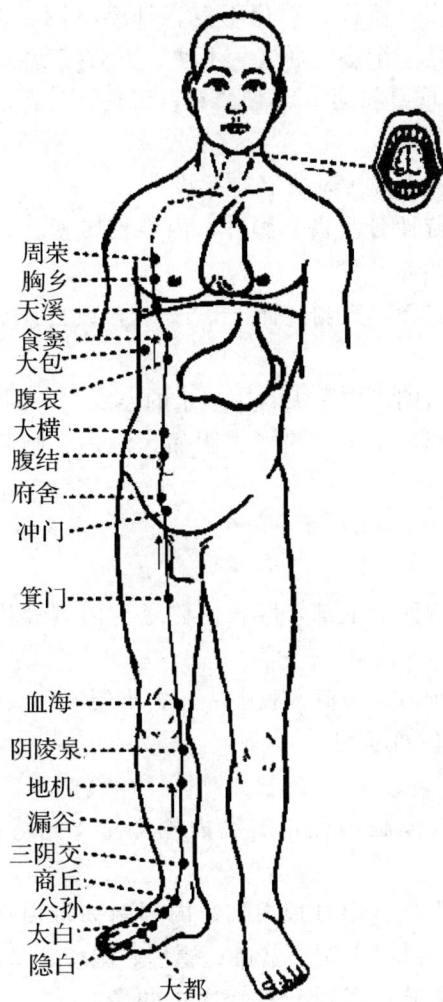

周荣
胸乡
天溪
食窦
大包
腹哀
大横
腹结
府舍
冲门

箕门

血海
阴陵泉
地机
漏谷
三阴交
商丘
公孙
太白
隐白
大都

图 3-4 足太阴脾经循行示意图

主治：腹胀、呕吐、食不下、便血、尿血、月经过多、崩漏、鼻衄等。

刺灸法：直刺 0.1～0.2 寸，或点刺出血，可灸，治崩漏时要重灸。

2. 公孙

部位：在足内侧缘，第一跖骨基底前下方的凹陷处。

主治：胃痛、呕吐、腹痛、泄泻、痢疾、黄疸头面肿、水肿、足心热痛、脚气等。

刺灸法：直刺 0.5～1 寸，可灸。

3. 三阴交

部位：在小腿内侧，足内踝尖上 3 寸，胫骨内侧缘后方凹陷处。

主治：肠鸣腹胀、泄泻、消化不良、月经不调、带下、阴挺、崩漏、滞产、胎衣不下、遗精、阳痿、疝气、不孕、下肢痿痹、脚气等。

刺灸法：直刺 1～1.5 寸，孕妇禁针，可灸。

4. 三阴交

部位：内踝尖直上 3 寸，靠胫骨后缘。

主治：胫骨疲劳性骨膜炎、脚肿、内踝韧带扭伤、消化不良、神经性皮炎、湿疹、月经不调等。

刺灸法：正坐屈膝，直刺，针 1.5～2 寸，或指针。

5. 地机

部位：在小腿内侧，内踝尖与阴陵泉的连线上，阴陵泉下 3 寸。

主治：月经不调、带下、痛经、腹痛、泄泻、肠鸣、消化不良、小便不利、水肿等。

刺灸法：直刺 0.5～0.8 寸，可灸。

6. 阴陵泉

部位：在小腿侧面的上部，胫骨内侧缘与内侧髁移行部和腓肠肌内侧头之间的凹陷处。

主治：腹胀、泄泻、黄疸、腹中冷痛、小便不利或失禁、水肿、膝痛等。

刺灸法：直刺 1～1.5 寸，可灸。

7. 血海

部位：屈膝，在大腿内侧，髌底内侧端上 2 寸，股四头肌内侧头的隆起处。

主治：膝关节损伤、半月板损伤、内侧副韧带损伤、脂肪垫损伤、髌骨劳损、崩漏、经闭、月经不调、贫血、瘾疹、湿疹、丹毒、阴部瘙痒疼痛等。

刺灸法：正坐屈膝，直刺 1～1.5 寸，可灸。

8. 商丘

部位：内踝前下方凹陷中。

主治：踝关节损伤、内侧副韧带伤、胃炎、消化不良等。

刺灸法：正坐垂足，直刺，针 0.3～0.5 寸，或指针。

9. 伏兔

部位：髌骨外上缘直上 6 寸处。

主治：股四头肌损伤、大腿肌肉萎缩、膝关节痛、髌骨劳损、下肢麻木等。

刺灸法：正坐屈膝，直刺，针 1.5～2.5 寸，或指针。

10. 梁丘

部位：髌骨外上缘2寸。

主治：膝关节及周围软组织损伤、髌骨劳损、股四头肌萎缩、膝痛、腿痛等。

刺灸法：同伏兔。

11. 解溪

部位：踝关节前横纹中点，拇长伸肌与趾长伸肌腱之间，与外踝尖平齐。

主治：踝关节扭伤、足背痛、足球踝（踝关节炎）、头痛等。

刺灸法：正坐垂足，直刺，针0.5～0.7寸，或指针。

（五）手少阴心经循行示意图及其穴位

手少阴心经循行示意图如图3-5所示。

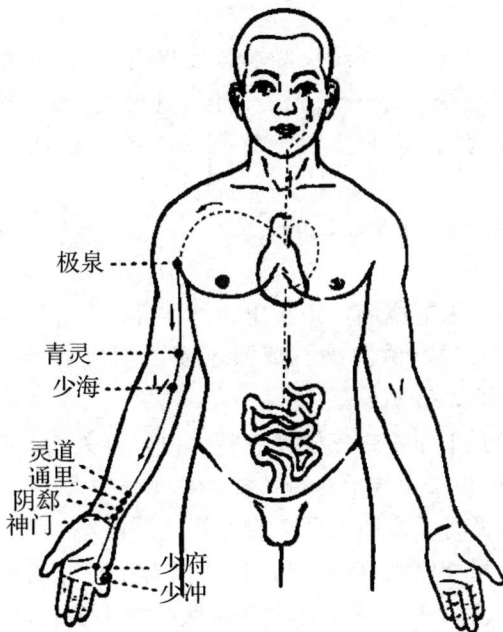

图 3-5　手少阴心经循行示意图

（1）起于心中，出属"心系"（心与其他脏器相联系的部位）；（2）通过横膈，向下联络小肠；（3）它的支脉，从"心系"向上；（4）挟着咽喉上行；（5）连系于"目系"（眼球连系于脑的部位）；（6）从心系，上行到肺部，再向下出于腋窝部（极泉）；（7）沿着上臂内侧后缘，行于手太阴经和手厥阴经的后面；（8）到达肘窝，沿前臂内侧后缘下行；（9）至掌后豌豆骨部；（10）进入掌内；（11）沿小指内侧至末端（少冲）与手太阳小肠经相接。

手少阴心经主要穴位如下所述。

1. 少海

部位：曲肘，在肘横纹内侧端与肱骨内上髁连线的中点处。

主治：颈项强痛、臂麻手挛、四肢不举、落枕、前臂麻木及肘关节组织损伤等，以及癫狂、手颤、健忘、神经衰弱、精神分裂症、尺神经炎、三叉神经痛等。

刺灸法：直刺或斜刺0.5～1寸，可灸，不宜直接灸。

2. 通里

部位：在前臂掌侧，当尺侧腕屈肌腱的桡侧缘，腕横纹上1寸。

主治：心悸怔忡、心烦、面赤、倦言嗜卧，以及心绞痛、心动过缓等。

刺灸法：直刺0.3～0.5寸，艾炷灸1～3壮或温灸3～5分钟。

3. 神门

部位：在腕部，腕掌侧横纹尺侧端，尺侧腕屈肌腱的桡侧凹陷处。

主治：心痛、心悸、心烦恍惚、惊悸、怔忡、心绞痛、高血压、痴呆、悲哭狂笑、癫狂、痫证、失眠、健忘、痴呆、神经衰弱等，是治疗精神病和心脏病的要穴。

刺灸法：直刺0.3～0.5寸，可灸。

4. 少冲

部位：在手小指末节桡侧，距指甲角0.1寸。

主治：心痛、心悸、胸胁痛、烦躁不安、中风昏迷、癫狂、悲喜无常、脑出血、肋间神经痛、癔病等。

刺灸法：斜刺0.1寸，或三棱针点刺出血，可灸。

（六）手太阳小肠经循行示意图及其穴位

手太阳小肠经循行示意图如图3-6所示。

（1）起于手小指外侧端（少泽）；（2）沿着手背外侧至腕部，出于尺骨茎突；（3）直上沿前臂后缘，经尺骨鹰嘴与肱骨内上髁之间；（4）沿上臂外侧后缘；（5）出于肩关节；（6）绕行肩胛部；（7）交会于肩上督脉大椎；（8）向下进入缺盆部；（9）联络心脏；（10）沿着食管；（11）通过横膈；（12）到达胃部；（13）属于小肠；（14）缺盆部支脉；（15）沿着颈部；（16）上达面颊；（17）至目外眦；（18）转入耳中（听宫）；（19）颊部支脉，上行目眶下（颧髎），抵于鼻旁；（20）至目内眦（睛明）与足太阳膀胱经相接。

手太阳小肠经主要穴位如下所述。

1. 少泽

部位：在手小指末节尺侧，当平齐尺侧指甲角与指腹尺侧是之中点处，距指甲角0.1寸。

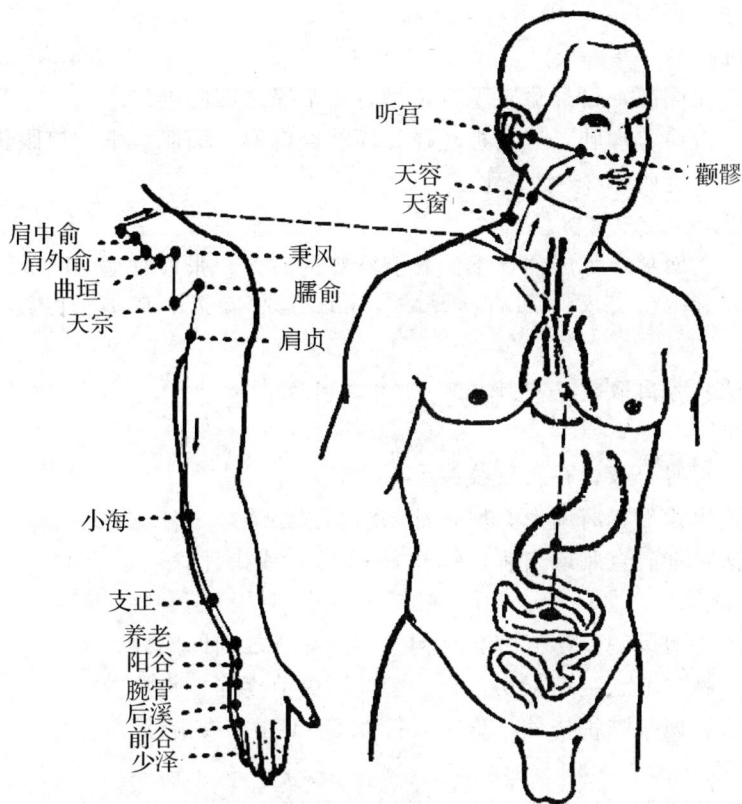

图 3-6　手太阳小肠经循行示意图

主治：头痛、目翳、咽喉肿痛、耳鸣、耳聋、昏迷、心烦等。

刺灸法：直刺 0.1～0.2 寸，可灸。

2. 后溪

部位：在手尺侧，第五掌骨小头的后下方，握拳时，当远侧掌横纹头上方的凹陷处，赤白肉际。

主治：手指及肘臂痛、腰扭伤、失枕、颈项强痛、肋间神经痛、头痛、目赤、耳聋、咽喉肿痛等。

刺灸法：握拳直刺，从外侧沿掌骨向内侧刺入，针 0.5～1 寸，或指针。

3. 天宗

部法：正坐或俯伏，在冈下缘与肩胛骨下角的等分线上，当上、中 1/3 交点处。或正坐或俯伏，肩胛冈下缘与肩胛骨下角连一直线，与第四胸椎棘突下间平齐处，与膈俞、肩贞呈三角形处是穴。

主治：肩胛疼痛、肩关节周围炎、上肢后外侧痛、气喘、咳嗽、乳房肿痛、乳痛等。

刺灸法：直刺 0.5~0.8 寸，可灸。

4. 颧髎

部位：在面部，目外眦直下方，颧骨后下缘之凹陷处。

主治：齿痛、颊肿、三叉神经痛、面神经麻痹、面肌痉挛、口眼歪斜等。

刺灸法：直刺 0.2~0.3 寸。

5. 听宫

部位：在面部，耳屏前，下颌骨髁状突的后方，张口时呈凹陷处。

主治：耳鸣、耳聋、耳痛、聋哑、下颌关节痛、中耳炎、以及癫、狂、痫等。

刺灸法：张口取穴，直刺 0.5~1 寸，可灸。

6. 肩贞

部位：垂肩合腋，在腋后纹头上 1 寸处。

主治：肩背痛、肩周炎、肩背部软组织损伤等。

刺灸法：垂肩直刺或斜刺，针 0.5~1 寸，或指针。

7. 腕骨

部位：手腕尺侧，第五掌骨与钩骨、豌豆骨之间凹陷处。

主治：腕关节软组织损伤，指、腕、肘关节疼痛，头痛等。

刺灸法：握拳腕稍桡偏，直刺，针 0.5~1 寸，或指针。

8. 养老

部位：腕背侧，尺骨小头桡侧缘上方缝隙处。

主治：腕关节软组织损伤、失枕、肩背痛、下尺桡关节损伤、腰痛等。

刺灸法：手腕旋前，斜刺，朝内关方向刺，针 1~1.5 寸，或指针。

（七）足太阳膀胱经循行示意图及其穴位

足太阳膀胱经循行示意图如图 3-7 所示。

（1）起于目内眦（睛明）；（2）上额；（3）交会于巅顶（百会，属督脉）；（4）巅顶部支脉，从头顶到巅顶部；（5）巅顶部直行的脉，从头顶入里联络于脑；（6）出分开下行项后；（7）沿着肩胛部两侧，挟着脊柱；（8）到达腰部；（9）从脊旁肌肉进入体腔；（10）联络肾脏；（11）属于膀胱；（12）腰部支脉，向下通过臀部；（13）进入腘窝中；（14）后项的支脉，通过肩胛骨内缘直下；（15）经过臀部（环跳，属足少阳胆经）下行；（16）沿着大腿后外侧；（17）与腰部下来的支脉会合于腘窝中；（18）从此向下，通过腓肠肌；（19）出于外踝的后面；（20）沿着第五跖骨粗隆；（21）至小趾外侧端（至阴），与足少阴经相接。

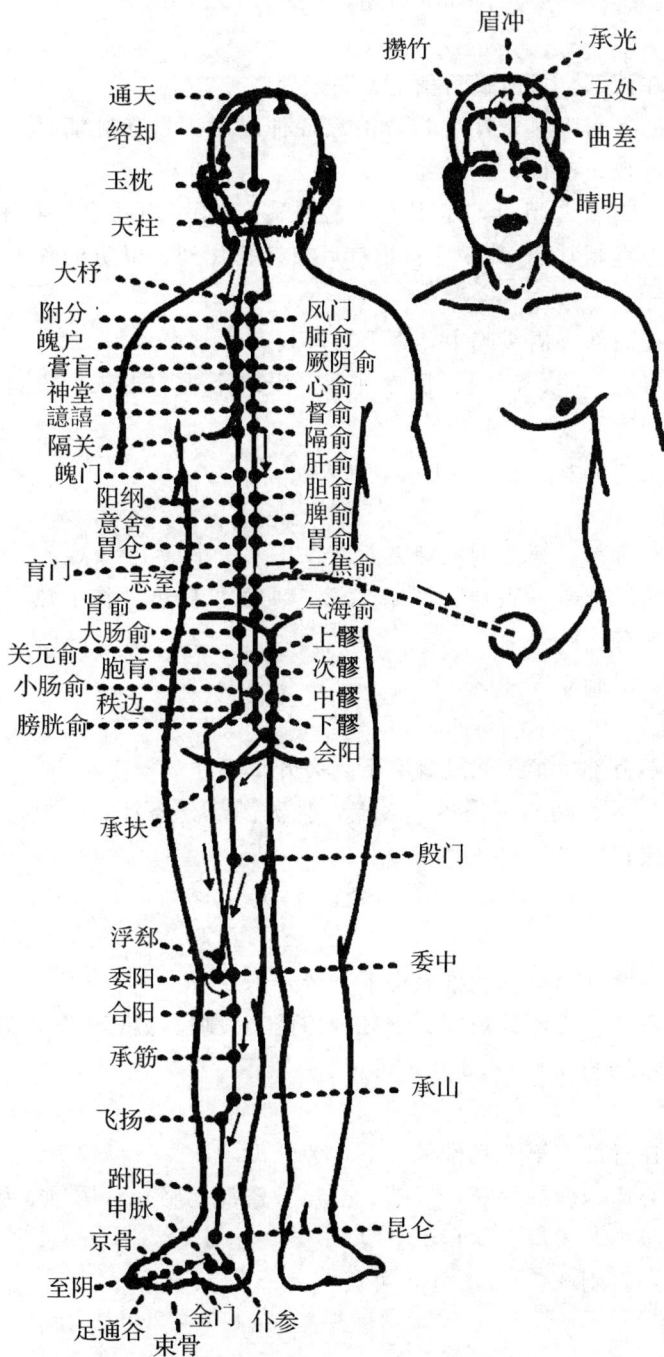

图 3-7 足太阳膀胱经循行示意图

通天
络却
玉枕
天柱

大杼
附分
魄户
膏肓
神堂
譩譆
膈关
魄门
阳纲
意舍
胃仓
肓门
志室
肾俞
大肠俞
关元俞
胞肓
小肠俞
秩边
膀胱俞

风门
肺俞
厥阴俞
心俞
督俞
膈俞
肝俞
胆俞
脾俞
胃俞
三焦俞
气海俞
上髎
次髎
中髎
下髎
会阳

承扶
殷门
浮郄
委阳
委中
合阳
承筋
承山
飞扬
跗阳
申脉
京骨
昆仑
至阴
足通谷
金门
仆参
束骨

攒竹
眉冲
承光
五处
曲差
晴明

足太阳膀胱经主要穴位如下所述。

1. 睛明

部位：在面部，目内眦角稍上方凹陷处。

主治：此穴为眼科常用要穴，治疗各种眼病。目赤肿痛、流泪、视物不明、目眩、近视、夜盲、色盲等。

刺灸法：嘱患者闭目，术者左手轻推眼球向外侧固定，右手缓慢进针，紧靠眼眶边缘直刺0.3～0.5寸；出针后按针孔片刻，以防出血。不宜灸。

2. 攒竹

部位：在面部，眉头陷中，眶上切迹处。

主治：目视不明、流泪、目赤肿痛、眼睑下垂、近视、夜盲、色盲、头痛、眉棱骨痛等。

刺灸法：平刺0.5～0.8寸，不宜灸。

3. 风门

部位：在背部，第二胸椎棘突下，旁开1.5寸。

主治：伤风咳嗽、头痛、鼻塞多涕、项强、身热、胸中热、胸背痛、发背痈疽、黄疸等。

刺灸法：斜刺0.5～0.8寸。

4. 肺俞

部位：在背部，第三胸椎棘突下，旁开1.5寸。

主治：咳嗽、胸痛、痰多、气喘、骨蒸潮热、盗汗、吐血、胃脘痛、呃逆、吐泄、腰背痛等。

刺灸法：斜刺0.5～0.8寸，可灸。

5. 心俞

部位：在背部，第五胸椎棘突下，旁开1.5寸。

主治：心痛、心悸、烦闷、癫狂、惊悸、失眠、健忘多梦、肩背痛等。

刺灸法：斜刺0.5～0.8寸，可灸。

6. 膈俞

部位：在背部，第七胸椎棘突下，旁开1.5寸。

主治：心痛、胸满胁痛、气喘、潮热、盗汗、咯血、呕吐、呃逆、吐血、便血、胃脘胀痛、黄疸、饮食不下等。

刺灸法：斜刺0.5～0.8寸，可灸。

7. 肝俞

部位：在背部，第九胸椎棘突下，旁开1.5寸。

主治：黄疸、胁痛、腹痛、胃脘痛、吐血、滞呆、目赤、目眩、雀目、目视不明、迎风流泪、脊背痛、头痛、气短、中风、乳少等。

刺灸法：斜刺 0.5～0.8 寸，可灸。

8. 胆俞

部位：在背部，第十胸椎棘突下，旁开 1.5 寸。

主治：黄疸、口苦、胁痛、呕吐、胃脘及肚腹胀满、饮食不下，潮热、骨蒸劳热，咽喉痛、头痛、夜盲症等。

刺灸法：斜刺 0.5～0.8 寸，可灸。

9. 脾俞

部位：在背部，第十一胸椎棘突下，旁开 1.5 寸。

主治：腹胀、黄疸、呕吐、泄泻、便血、完谷不化、多食易饥、水肿、肩背痛、胸胁满痛等。

刺灸法：斜刺 0.5～0.8 寸，可灸。

10. 胃俞

部位：在背部，第十二胸椎棘突下，旁开 1.5 寸。

主治：胃脘痛、呕吐、腹胀、肠鸣、胸胁痛、不思饮食、完谷不化、泄泻、痢疾、痿证、经闭、筋缩、水肿、脊痛等。

刺灸法：斜刺 0.5～0.8 寸，可灸。

11. 肾俞

部位：在腰部，第二腰椎棘突下，旁开 1.5 寸。

主治：遗精、阳痿、月经不调、白带过多，痛经、水肿、遗尿、小便频数、腰痛、小便不利、尿血等，以及腰膝痛、中风、失音、半身不遂等。

刺灸法：直刺 0.5～1 寸，可灸。

12. 大肠俞

部位：第四腰椎棘突旁开 1.5 寸。

主治：腰部软组织损伤、腰腿痛、骶髂关节痛、腹胀、肠鸣、腹痛、食不化、便秘等。

刺灸法：俯卧位或坐位，直刺或斜刺，针 0.8～1.5 寸，或指针。

13. 小肠俞

部位：背正中线旁开 1.5 寸，平第一骶后孔。

主治：腰骶关节扭伤、腰骶痛、坐骨神经痛、马尾神经损伤等。

刺灸法：坐位或俯卧位，直刺或斜刺，针 1～1.5 寸，或指针。

14. 膀胱俞

部位：背正中线旁开 1.5 寸，平第二骶后孔。

主治：腰骶损伤、臀部软组织损伤、坐骨神经痛、梨状肌综合征、运动性尿失禁、运动性血尿、小便不利、遗尿、癃闭、淋证、遗精、阴部湿痒等。

刺灸法：直刺或斜刺 0.8～1.2 寸，可灸。

15. 次髎

部位：在骶部，髂后上棘内下方，适对第二骶后孔处。

主治：下肢痿痹、腰脊痛等。为泌尿生殖系统疾病常用要穴之一。

刺灸法：直刺 1～1.5 寸，可灸。

16. 委中

部位：在腘横纹中点，股二头肌腱与腱肌腱的中间。

主治：腓肠肌痉挛、膝关节痛、慢性腰腿痛、坐骨神经痛、髌骨劳损、下肢痿痹、髋关节屈伸不利、中风昏迷、半身不遂、腹痛、腹泻、呕吐等。

刺灸法：俯卧，直刺 1～1.5 寸，或用三棱针点刺腘静脉出血。

17. 秩边

部位：在臀部，平第四骶后孔，骶正中脊旁开 3 寸。

主治：下肢痿痹、腰骶痛不能俯仰、大小便不利、阴痛等。

刺灸法：直刺 1.5～3 寸，可灸。

18. 承山

部位：在小腿后面正中，委中与昆仑之间，当伸直小腿或足跟上提时腓肠肌肌腹下出现尖角凹陷处。

主治：急性腰扭伤、腰椎间盘突出症、坐骨神经痛、慢性腰腿痛、膝关节肿、足跟痛等；便秘、脱肛、腹痛、咽喉痛、脚气、疝气等。

刺灸法：直刺 1～2 寸，可灸。

19. 昆仑

部位：在足部外踝后方，外踝尖与跟腱之间凹陷处。

主治：肩背拘急、足跟痛、外踝韧带扭伤、跟腱腱围炎、腰腿痛、坐骨神经痛、头痛、失枕、项强、目眩、鼻衄、腹痛、腹泻、大便难等。

刺灸法：直刺 0.5～0.8 寸，可灸。

20. 申脉

部位：足外踝下缘凹陷处。

主治：同昆仑穴。

刺灸法：正坐垂足，昆仑穴直下，针尖向下斜刺，针 0.3～0.5 寸，或指针。

21. 至阴

部位：在足小趾末节外侧，距趾甲角 0.1 寸。

主治：头痛、鼻塞、鼻衄、目痛、胎位不正、胞衣不下、难产等。

刺灸法：浅刺0.1寸。胎位不正、难产多用灸法。

22．气海俞

部位：第三腰椎棘突旁开1.5寸。

主治：腰痛、坐骨神经痛、腰椎间盘突出症、第三腰椎横突综合证、腹痛、月经不调等。

刺灸法：同肾俞。

23．天柱

部位：在哑门穴旁约1.3寸，入发际5分凹陷处。

主治：头昏头痛、颈项强痛、失枕等。

刺灸法：正坐，直刺0.5～1寸，灸3～5分钟。

24．京骨

部位：第五跖骨粗隆外侧凹陷处。

主治：外踝韧带扭伤、足趾关节损伤、腰腿痛、头痛、颈项强等。

刺灸法：正坐垂足，斜刺，针尖朝向内下方刺入，针0.5～1寸，或指针。

25．承扶

部位：大腿后侧正中线，臀下横纹中点处。

主治：腘绳肌拉伤、坐骨结节滑囊炎、臀部损伤、腰腿痛、坐骨神经痛等。

刺灸法：俯卧，直刺，针2～3寸，或指针。

26．殷门

部位：承扶穴下6寸。

主治：腘绳肌拉伤、腰背痛、腰椎间盘突出症、坐骨神经痛等。

刺灸法：俯卧，直刺，针2～3寸，或指针。

（八）足少阴肾经循行示意图及其穴位

足少阴肾经循行示意图如图3-8所示。

（1）足小趾下，斜向足心（涌泉）；（2）出于舟骨粗隆下；（3）沿内踝后；（4）进入足跟；（5）再向上行于小腿内侧；（6）出腘窝的内侧；（7）上向股部内后缘；（8）通向脊柱（长强）属于肾脏；（9）联络膀胱；（10）肾脏部直行的脉；（11）从肾向上通过肝和横膈；（12）进入肺中；（13）沿着喉咙；（14）挟于舌根部；（15）肺部支脉，从肺部出来，联络心脏，流注于胸中，与手厥阴经相连接。

足少阴肾经主要穴位如下所述。

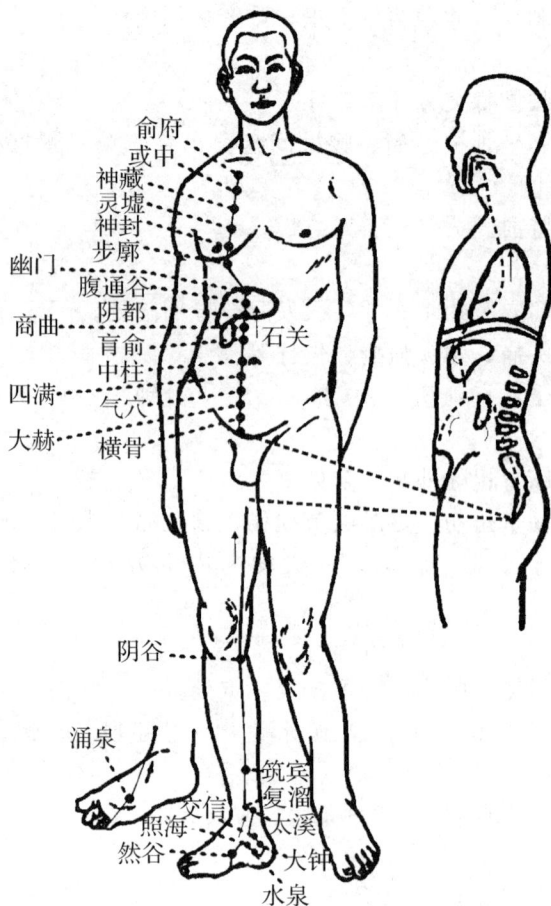

图 3-8　足少阴肾经循行示意图

1. 涌泉

部位：在足底部，卷足时足前部凹陷处，约足底第二、三趾趾缝纹头与足跟连线的前 1/3 与后 2/3 交点上。

主治：小儿惊风、癫狂、昏厥、中风、头痛、头昏、目眩、咽喉肿痛、失音、小便不利、大便秘结、足心热、身热、心中结热、舌干、咽干、心烦等。为临床常用急救要穴之一。

刺灸法：直刺或斜刺 0.3～0.8 寸，可灸。

2. 太溪

部位：足内踝后方，内踝尖与跟腱之间的凹陷处。

主治：足跟痛、跟腱腱围炎、跟腱拉伤、跟骨软骨炎、足底痛、腰痛、月经不调、小便频数、遗精、阳痿、咽喉肿痛、气喘、咯血等。

刺灸法：直刺 0.3～0.5 寸，可灸。

3. 照海

部位：在足内侧面，内踝尖下方凹陷处。

主治：足跟痛、月经不调、带下、阴挺、小便频数、癃闭、阴痒、胎衣不下、咽喉干痛、失眠等。

刺灸法：直刺 0.3～0.5 寸，可灸。

4. 复溜

部位：在小腿前内侧面的下部，太溪穴直上 2 寸，跟腱的前方。

主治：汗证、下肢痿痹、盗汗、热病汗不出、水肿、腹胀、泄泻、淋证等。

刺灸法：直刺 0.3～0.5 寸，可灸。

（九）手厥阴心包经循行示意图及其穴位

手厥阴心包经循行示意图如图 3-9 所示。

（1）起于胸中，出属心包络；（2）向下通过横膈；（3）从胸到腹依次联络上、中、下三焦；（4）胸部支脉，沿着胸中；（5）出于胁部，至腋下 3 寸处（天池）；（6）上行抵腋窝中；（7）沿着上臂内侧，行走于手太阴和手少阴之间；（8）进入肘窝中；（9）向下行于前臂两筋的中间；（10）进入掌中；（11）沿着中指到指端（中冲）；（12）掌中的支脉，从劳宫分出，沿无名指到指端（关冲），与手少阳三焦经相接。

手厥阴心包经主要穴位如下所述。

1. 曲泽

部位：在肘横纹中，肱二头肌腱尺侧缘。

主治：肘、臂、手腕部扭伤，胸胁痛，腕管综合征，心悸，心绞痛，风湿性心脏病，心肌炎，胃疼，呕吐，呕血，霍乱，吐泻等。

刺灸法：直刺 0.8～1 寸，或用三棱针刺血，可灸。

2. 内关

部位：在前臂掌侧，曲泽与大陵的连线上，腕横纹上 2 寸，掌长肌腱与桡侧腕屈肌腱之间。

主治：心痛、心悸、怔忡、胸胁痛、风湿性心脏病、心肌炎、心绞痛、心动过速、心动过缓、心律不齐、休克、无脉证、失眠、健忘、郁证、偏头痛、眩晕、目眩、面赤、目赤、中风、偏瘫、高血压、癔病、癫痫、多发性神经炎等。

刺灸法：直刺 0.5～1 寸，可灸。

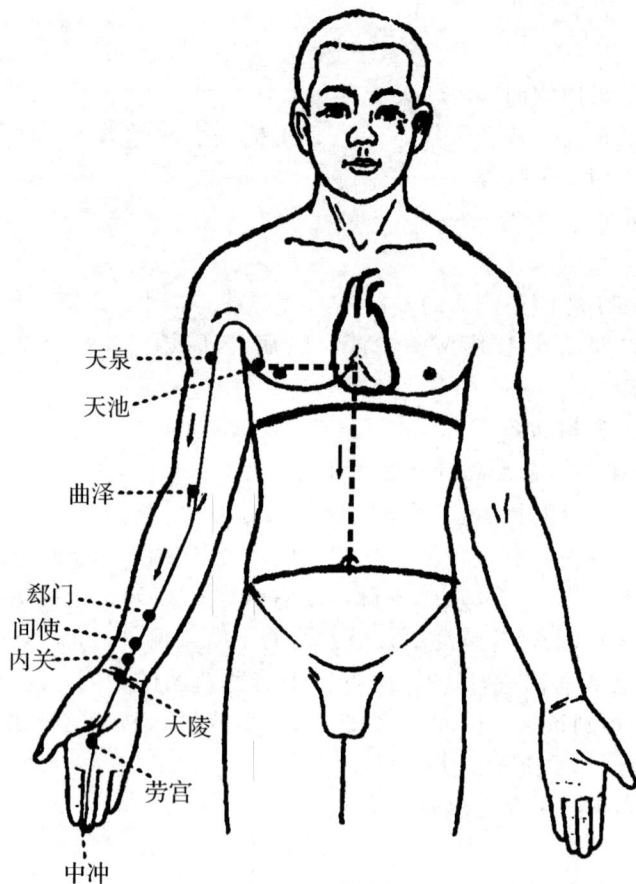

图 3-9 　手厥阴心包经循行示意图

3. 大陵

部位：在腕掌横纹的中点处，掌长肌腱与桡侧腕屈肌腱之间。

主治：腕关节损伤、掌腕痛、腕管综合征、心痛、心悸、胸闷、气短、心肌炎、心内外膜炎、心动过速、惊悸、癫狂、嘻笑无常、胃痛、呕吐、肠痛、霍乱、口臭、胃出血等。

刺灸法：内关穴下 2 寸，前臂旋后，仰掌直刺，针 0.3～0.5 寸，或指针。

4. 劳宫

部位：在手掌心，第二、三掌骨之间偏于第三掌骨，握拳屈指时中指尖处。

主治：中风昏迷、癫狂、善怒、悲笑不休、烦躁、癔病、手指麻木、高血压、口疮、口臭、口腔炎、牙龈炎等。

刺灸法：直刺 0.3～0.5 寸，可灸。

5. 中冲

部位：在手中指末节尖端中央。

主治：中风昏迷、昏厥、舌强不语、类中风、小儿惊风、休克、胃脘疼痛、霍乱、吐泻、急性胃肠炎、小儿消化不良等。

刺灸法：浅刺 0.1 寸，或三棱针点刺出血，可灸。

（十）手少阳三焦经循行示意图及其穴位

手少阳三焦经循行示意图如图 3-10 所示。

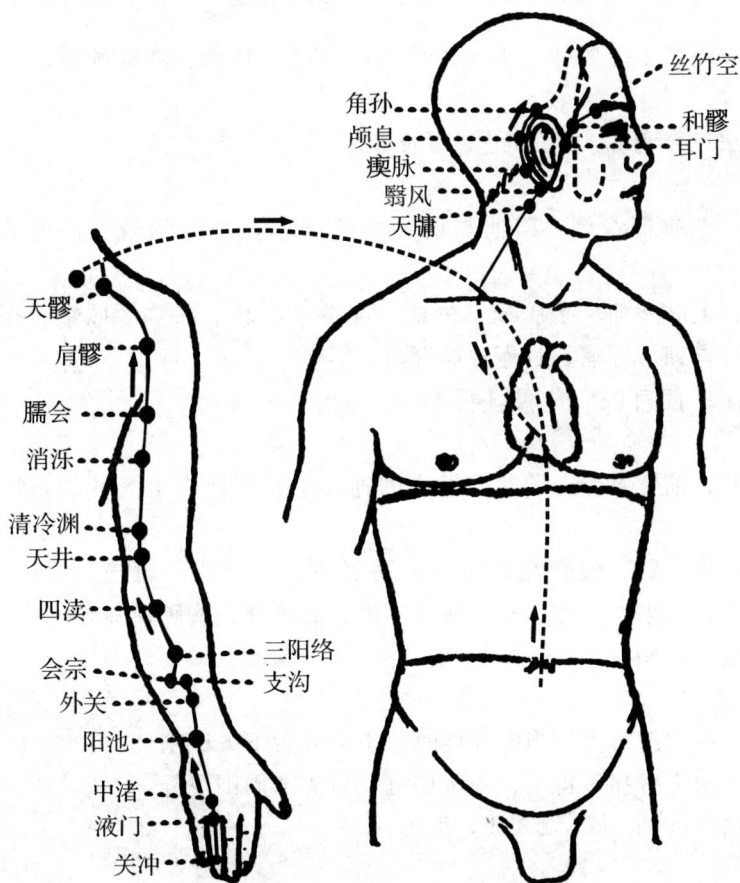

图 3-10　手少阳三焦经循行示意图

（1）起于无名指末端（关冲）；（2）向上出于第四、五掌骨间；（3）沿着腕背；（4）出于前臂外侧桡骨和尺骨之间；（5）向上通过肘尖；（6）沿上臂外侧；（7）上达肩部；（8）交出足少阳经的后面；（9）向前进入缺盆部；（10）分布于胸中，联络心包；（11）向下通过横膈，从胸至腹，属于上、中、下三焦；（12）胸中支脉，从胸向上；（13）出于缺盆部；（14）上走项部，（15）沿耳后直上；（16）出于耳上方；（17）再弯下走向面颊部，到达眼眶下；（18）耳部支脉，从耳后进入耳中，出走耳前，与前脉交叉于面颊部；（19）到达外眦（丝竹空），与足少阳经相连接。

手少阳三焦经主要穴位如下所述。

1. 中渚

部位：手背部，第四掌骨间隙前端，亦即第四掌指关节尺侧后上方之凹陷处。

主治：手指不能屈伸、头痛、目赤，耳鸣、耳聋、咽喉肿痛、热病汗不出、疟疾等。

刺灸法：直刺 0.3～0.5 寸，可灸。

2. 外关

部位：在前臂背侧，阳池与肘尖的连线上，腕背横纹（阳池穴）上 2 寸处。

主治：上肢痹痛、手腕痛、失枕、腕关节损伤、头痛、咳嗽、疟腮、耳聋、耳鸣、鼻衄、牙痛、目赤肿痛等。

刺灸法：直刺 0.5～1 寸，可灸。

3. 支沟

部位：在前臂背侧，阳池与肘尖的连线上，阳池穴上 3 寸处，尺骨与桡骨之间。

主治：肩、臂、腰背酸重疼痛、胁肋疼痛、丹毒、瘫痪、痹证、便秘、产后血晕不省人事、口噤不开、暴喑不语、心绞痛、胸膈烦闷等。

刺灸法：直刺 0.5～1 寸，可灸。

4. 肩髎

部位：在肩髃后方，当臂外展时，于肩峰后下方凹陷处。

主治：肩、臂痛不得举、中风偏瘫、肩关节周围炎等。

刺灸法：直刺 0.5～0.8 寸，可灸。

5. 翳风

部位：在面部、耳廓的后下方，耳垂根后方的凹陷处。

主治：耳鸣、耳聋、口眼歪斜、牙关紧闭、齿痛、颊肿等。

刺灸法：直刺 0.5～0.8 寸，深刺时可针 1.2 寸，艾条灸 3～5 壮，或 5～10 分钟。

6. 耳门

部位：在面部、耳前方，耳屏上切迹前方，下颌骨髁状突后缘凹陷处。

主治：耳鸣、耳聋、齿痛、耳中痛、耳出脓汁等。

刺灸法：张口取穴，直刺，针 0.3～0.5 寸；斜刺，向下透听宫、听会时可针 1.2 寸。

7. 丝竹空

部位：在面部，眉梢凹陷处。

主治：癫、狂、痫、头痛、偏头痛、目眩、眼红肿疼痛、羞明流泪、睑闭不合等。

刺灸法：直刺 0.2～0.3 寸，或针 0.1 寸沿皮向眉头方向刺入 1 寸。

8. 天井

部位：在尺骨鹰嘴后上方，屈肘时呈凹陷处。

主治：肩颈和腰部扭伤、鹰嘴皮下滑囊炎等。

刺灸法：正坐屈肘在肘内外髁之间取之，直刺，针 0.5～1 寸，或指针。

（十一）足少阳胆经循行示意图及其穴位

足少阳胆经循行示意图如图 3-11 所示。

（1）起于目外眦（瞳子髎）；（2）向上到达额角部（颔厌）；（3）下行至耳后（风池）；（4）沿着颈部行于手少阳经的前面，至肩上交出手少阳经的后面；（5）向下进入缺盆部；（6）耳部的支脉，从耳后进入耳中；（7）出走耳前；（8）到目外眦后方；（9）外眦部的支脉，从目外眦处分出；（10）下走大迎；（11）合于手少阳经到达目眶下；（12）下行经颊车；（13）由颈部向下会合前脉于缺盆；（14）然后向下进入胸中，通过横膈；（15）联络肝脏；（16）属于胆；（17）沿着胁肋内；（18）出于小腹两侧腹股沟动脉部；（19）经过外阴部毛际；（20）横行入髋关节部（环跳）；（21）缺盆部直行的脉；（22）下行腋部；（23）沿着侧胸部；（24）经过季胁；（25）向下会合前脉于髋关节部；（26）再向下沿着大腿的外侧；（27）出于膝外侧；（28）下行经腓骨前面；（29）直下到达腓骨下段；（30）再下到外踝的前面，沿足背部；（31）进入足第四指外侧端（足窍阴）；（32）足背部支脉，从足临泣处分出，沿着第一、二跖骨之间，出于大趾端，穿过趾甲，回过来到趾甲后的毫毛部（大敦，属肝经），与足厥阴肝经相接。

足少阳胆经主要穴位如下所述。

1. 听会

部位：在面部，耳屏间切迹的前方，下颌骨髁状突的后缘，张口有凹陷处。

肩井

渊腋

辄筋

日月

京门

带脉
五枢
维道
居髎
环跳

风市

中渎

膝阳关

阳陵泉

阳交

外丘

光明

阳辅

悬钟

率谷
目窗
头临泣

正营
承灵
天冲
浮白
头窍阴
脑空
完骨
风池
听会
肩井

本神
颔厌
悬颅
悬厘
阳白
瞳子髎
下关

曲鬓

丘墟

足窍阴

足临泣

侠溪

地五会

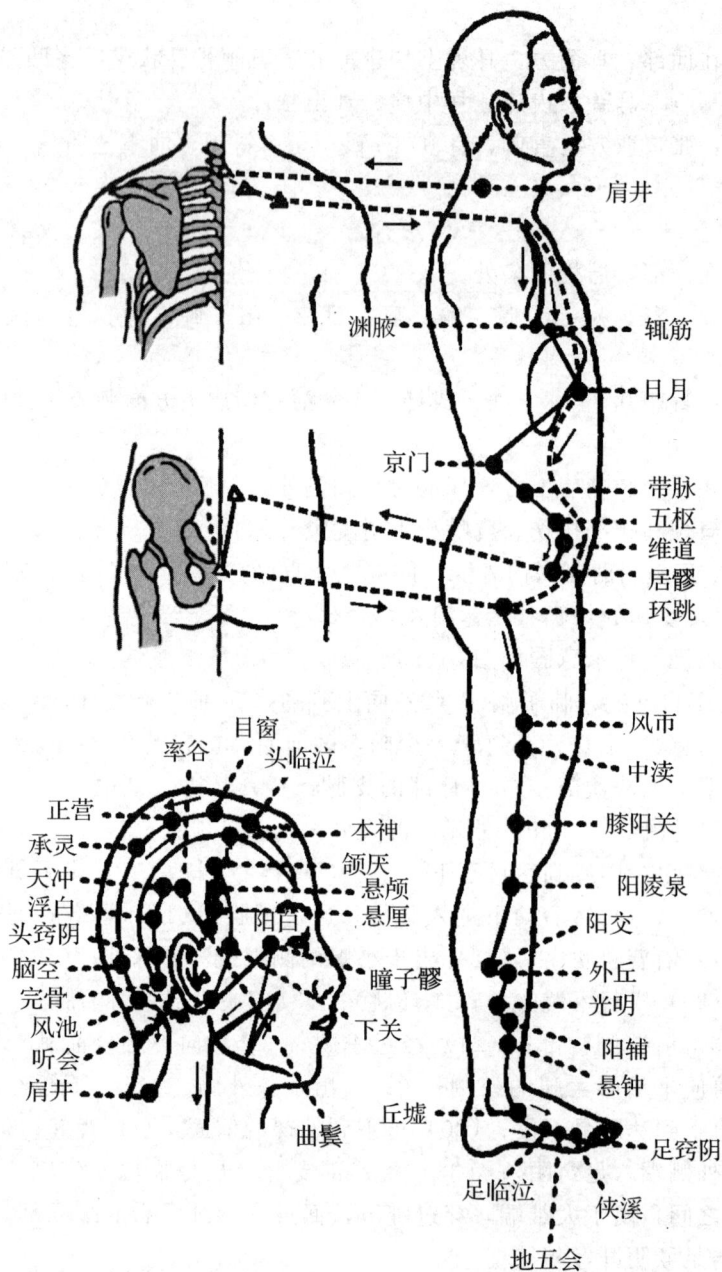

图 3-11　足少阳胆经循行示意图

主治：耳鸣、耳聋、齿痛、面痛、口眼歪斜等。

刺灸法：张口，直刺 0.5～1 寸，可灸。

2. 率谷

部位：耳尖直上入发际 1.5 寸，角孙直上方。

主治：偏头痛、眩晕、小儿急慢性惊风等。

刺灸法：平刺 0.5～1 寸，可灸。

3. 阳白

部位：在前额部，当瞳孔直上，眉上 1 寸。

主治：目眩、目痛、雀目、视物模糊、眼睑瞤动、头痛、呕吐等。

刺灸法：平刺 0.5～0.8 寸，可灸。

4. 风池

部位：在枕骨之下，与风府相平，胸锁乳突肌与斜方肌上端之间的凹陷处。

主治：颈部肌肉挫伤、颈项强直、肩背痛、失枕、目赤肿痛、夜盲症、鼻渊、鼻衄、鼻塞流涕、耳鸣、耳聋、牙痛、偏正头痛、眩晕、中风昏迷、口眼歪斜、半身不遂等。本穴为上肢病的常用要穴。

刺灸法：针尖微下，向鼻尖斜刺 0.8～1.2 寸，或平刺透风府穴，深部为延髓，必须谨慎。

5. 阳陵泉

部位：屈膝，膝下 1 寸腓骨小头前下缘凹陷处。

主治：膝关节外侧副韧带损伤、膝关节肿痛、腓总神经损伤、肋间神经痛、膝关节慢性劳损等。

刺灸法：屈膝，直刺，针 1～2.5 寸，或指针。

6. 环跳

部位：在股骨大转子最高点与骶骨裂孔连线的中外 1/3 交界处。

主治：臀部软组织损伤、腰腿痛、腰椎间盘突出症等。

刺灸法：侧卧位微屈髋，直刺，针 2～2.5 寸，或指针。

7. 风市

部位：在大腿外侧部的中线上，直立垂手时，中指尖处。

主治：髂胫束拉伤、股外侧皮神经炎、腰腿痛、膝无力、下肢肌肉麻痹、中风、半身不遂、疼痛肿重等。

刺灸法：直刺 1～2 寸，可灸。

8. 光明

部位：在小腿外侧，外踝尖上 5 寸，腓骨前缘。

主治：下肢痿痹、小腿痛不能久立、目痛、夜盲症、眼痒、乳房胀痛、偏头痛、热病无汗等。

刺灸法：直刺 1～1.5 寸，可灸。

9. 悬钟

部位：足外踝上 3 寸，腓骨后缘和腓骨长肌腱之间。

主治：外踝扭伤、胫腓骨应力性损伤、膝关节损伤、颈项强痛、失枕、腰痛、胸腹胀满、坐骨神经痛、半身不遂、下肢痿痹、中风等。

刺灸法：直刺 0.8～1 寸，可灸。

10. 丘墟

部位：外踝前下方，趾长伸肌腱的外侧凹陷中。

主治：外踝扭伤、足踝痛、胸胁痛、坐骨神经痛、颈项痛、转筋、下肢痿痹、中风偏瘫、目赤肿痛、目翳、视物不明等。

刺灸法：直刺 0.5～0.8 寸，可灸。

11. 足临泣

部位：第四、五跖骨的结合部的前方凹陷处。

主治：足背损伤、肿痛、足踝外侧副韧带损伤、头痛、胁肋痛等。

针法：正坐垂足，直刺，针 0.3～0.5 寸，或指针。

（十二）足厥阴肝经循行示意图及其穴位

足厥阴肝经循行示意图如图 3-12 所示。

（1）起于足大趾上毫毛部（大敦）；（2）沿着足跗部向上；（3）经过距离内踝前 1 寸处（中封）；（4）向上至内踝上 8 寸处，交出于足太阴经的后方；（5）上行膝内侧；（6）沿着股部内侧；（7）进入阴毛中；（8）绕过阴部；（9）上达小腹；（10）挟着胃旁属于肝脏，联络胆；（11）向上通过横膈；（12）分布于胁肋；（13）沿着喉咙的后面；（14）向上进入鼻咽部；（15）连接于"目系"；（16）向上出于前额；（17）与督脉会合于头顶；（18）"目系"的支脉，下行颊里；（19）环绕唇内；（20）肝部的支脉，从肝分出；（21）通过横膈；（22）向上流注于肺，连接于手太阴肺经。

足厥阴肝经主要穴位如下所述。

1. 行间

部位：在足背侧，第一、二趾间，趾蹼缘的后方赤白肉际处。

主治：第一、二跖趾关节扭伤、第二跖骨疲劳性骨折、足背痛、小腿前群肌肉损伤、肋间神经痛、眩晕、头痛、目赤肿痛、青盲、口歪、疝气、小便不利、崩漏、月经不调、痛经、带下等。

刺灸法：直刺 0.2～0.3 寸，可灸。

2. 太冲

部位：在足背部，第一趾骨间隙之后凹陷处。

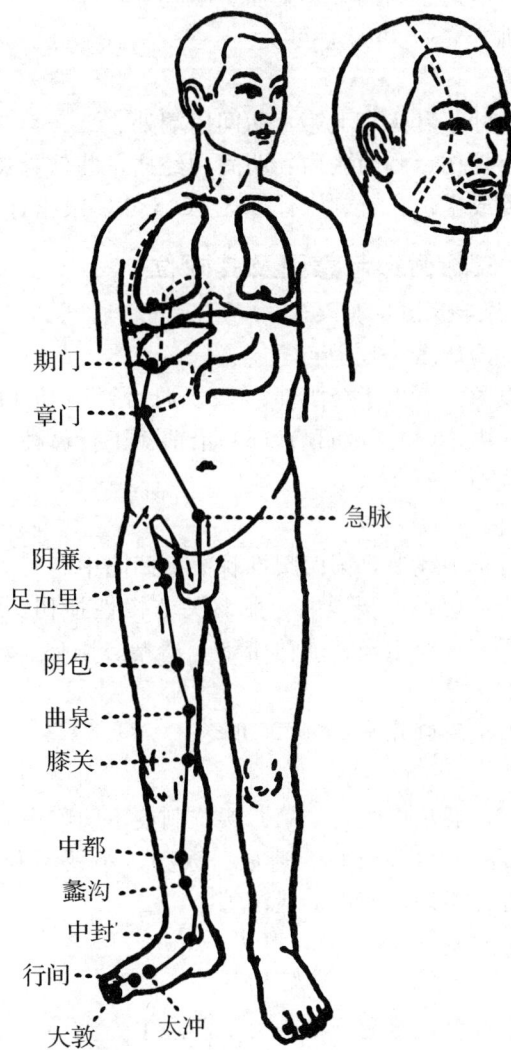

图 3-12 足厥阴肝经循行示意图

主治：下肢痿痹、脚软无力、遗尿、疝气、崩漏、月经不调；头痛、眩晕、口歪、目赤肿痛、胁肋疼痛、口苦等。

刺灸法：直刺 0.3～0.5 寸，可灸。

3. 章门

部位：在腹侧部横平神阙穴，上直腋中线，第十一肋尖端。屈肘合腋时，正当肘尖尽处。

主治：胸肋部挫伤、胸肋痛、腹胀、胸闷、腰背痛、腹部肌肉拉伤、肋间神经痛、腹胀、泄泻、肠鸣、胃脘痛、呕吐等。

刺灸法：直刺 0.5～0.8 寸，可灸。

4. 期门

部位：脐上 6 寸，乳头直下第六肋间内端处。

主治：胸肋部挫伤、胸肋胀痛、肋间神经痛、肋软骨炎、膈肌痉挛等。

刺灸法：仰卧或坐位，直刺，针 0.3～0.5 寸，或指针。

二、督脉、任脉循行示意图及其穴位

(一) 督脉循行示意图及其穴位

督脉循行示意图如图 3-13 所示。

(1) 起于小腹内，下出于会阴部；(2) 向后行于脊柱的内部；(3) 上达项后风府，进入脑内；(4) 行巅顶；(5) 沿前额下行鼻柱。

督脉主要穴位如下所述。

1. 腰阳关

部位：腰部后正中线上，第四腰椎棘突下凹陷中。

主治：腰骶关节扭伤、腰腿痛、骶髂关节慢性损伤、麻木不仁、膝痛不可屈伸、下肢痿痹、月经不调、赤白带下、遗精、阳痿、淋浊、便血、痢疾、下腹胀满、呕吐不止等。

刺灸法：向下微斜刺 0.6～1 寸，可灸。

2. 命门

部位：在腰部，后正中线上，第二腰椎棘突下凹陷中。

主治：虚损腰痛、脊强反折、遗尿、尿频、小便不利，阳痿、早泄、遗精、赤白带下、月经不调，便血、泄泻等。

刺灸法：向上斜刺 0.5～1 寸，可灸。

3. 大椎

部位：在后中线上，第七颈椎棘突下凹陷中。

主治：腰部软组织损伤、腰背筋膜炎、第三腰椎横突综合症、腰肌劳损、骨蒸盗汗、热病、中暑、恶寒发热、咳嗽、气喘、喉痹、小儿惊风、角弓反张等。

刺灸法：直刺 0.5～1 寸，或指针，可灸。

4. 百会

部位：在头部前发际正中直上 5 寸，或两耳尖连线的中点处。

主治：头痛、眩晕、中风失语、癫狂、健忘、不寐、耳鸣、耳聋、目不能视、脱肛、痔疾等。

刺灸法：平 0.5～0.8 寸，可灸，灸 3～7 壮，温灸 5～15 分钟。

推·拿·与·按·摩

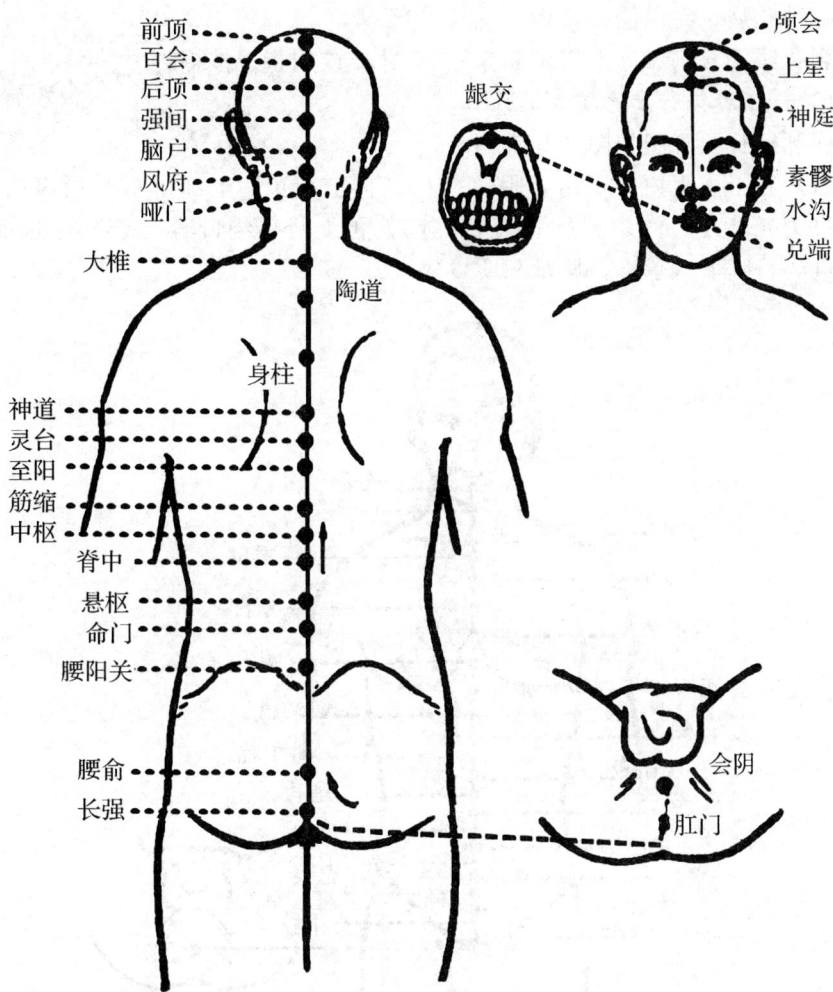

图 3-13　督脉循行示意图

5. 素髎

部位：在面部，鼻尖的正央。

主治：昏迷、惊厥、鼻渊、鼻衄、鼻流清涕、麦粒肿、霍乱、新生儿窒息、吐泻等。

刺灸法：向上斜刺 0.3～0.5 寸，或点刺出血。

6. 水沟

部位：人中沟上 1/3 与下 2/3 交界处。

主治：休克、昏迷、牙关紧闭、中暑、口眼部肌肉痉挛、腰背强痛，挫闪腰痛、鼻塞不知香臭、鼻衄、牙痛等。水沟为急救的首选要穴，止痛要穴，用于各种急症，尤以治神智昏迷见长。

刺灸法：直刺或向上斜刺0.3~0.5寸，或用指甲按掐。

（二）任脉循行示意图及其穴位

任脉循行示意图如图3-14所示。

（1）起于小腹内，下出会阴部；（2）向上行于阴毛部；（3）沿腹内，向上经过关元等穴；（4）到达咽喉部；（5）再上行环绕口唇；（6）经过面部；（7）进入目眶下（承泣，属足阳明胃经）。

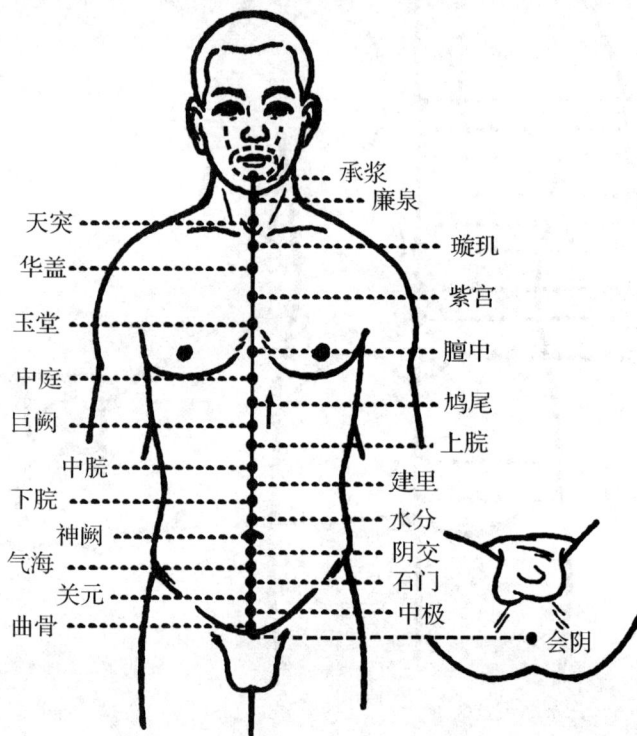

图3-14 任脉循行示意图

任脉主要穴位如下所述。

1. 中极

部位：在下腹部，前正中线上，脐中下4寸。

主治：小便不利、遗尿、水肿、遗精、阳痿、月经不调、崩漏、带下、阴挺、不孕等。本穴为治疗泌尿系统疾患的首选穴位。

刺灸法：直刺0.5~1寸，可灸。孕妇慎用。

2. 关元

部位：在下腹部，前正中线中，脐中下 3 寸。

主治：下腹痛、腹部挫伤、腰痛、遗尿、小便频数、尿血、尿闭、小便不利、遗精、阳痿、早泄、月经不调、经闭、带下、不孕、中风、眩晕、头痛、泄泻、痢疾、便血、霍乱、吐泻等。

刺灸法：直刺 1～2 寸，可灸。孕妇慎用。

关元为治疗泌尿生殖及虚损诸病的主要用穴，有长寿保健的功效。

3. 气海

部位：在下腹部，前正中线上，脐下 1.5 寸。

主治：腹部肌肉拉伤、腰痛、胃脘痛、呃逆、呕吐、腹痛、泄泻、便秘、疝气、遗尿、小便赤、遗精、阳痿、月经不调、经闭、崩漏、带下、不孕等。

刺灸法：直刺 1～2 寸，或指针，可灸。孕妇慎用。

4. 神阙（脐中）

部位：在脐窝中央。

主治：虚脱、腹肌拉伤、腹壁挫伤、腹壁神经丛冲击伤、腹痛、腹胀、肠痉挛、肠炎、小便不禁、五淋、水肿、妇女不孕、泄泻、便秘、脱肛等。

刺灸法：禁针。多用艾条或艾柱隔盐灸或隔姜灸。

本穴为临床急救穴之一，宜多灸。

5. 中脘

部位：在上腹部，前正中线上，脐中上 4 寸。

主治：腹肌拉伤、腹壁挫伤、腹腔神经丛冲击伤、胃痛、腹胀、消化不良、泄泻、哮喘、痰多、吐血、头痛、失眠、惊悸、癫狂、中风、痿证等。

刺灸法：直刺 1～1.5 寸。

6. 膻中

部位：在胸部，前正中线上，平第四肋间，两乳头连线的中点。

主治：胸肋部挫伤、胸痛、胸闷、肋间神经痛、咳嗽、气喘、痰多、肺痛、咳唾脓血、心痛、心悸、心烦、呕吐、噎膈等。

刺灸法：平刺 0.3～0.5 寸，可灸。

7. 天突

部位：在胸骨切迹上缘正中 0.5 寸处。

主治：颈前侧痛、胸锁关节伤、膈肌痉挛、神经性呕吐、气管炎等。

刺灸法：仰卧，直或横刺，针 0.2～0.3 寸。

（三）常用奇穴

奇穴是指没有归属于十四经的腧穴，又称"经外奇穴"。因其有奇效，故名。

1. 腰痛穴

部位：在手背侧，当第二、三掌骨及第四、五掌骨之间，腕横纹与掌指关节中点处，一侧2穴，左右共4穴。（图3-15）

主治：急性腰扭伤等。

刺灸法：由两侧向掌中斜刺0.5～0.8寸。

2. 膝眼

部位：屈膝，在髌韧带两侧凹陷处。在内侧的称内膝眼，在外侧的称外膝眼。（图3-16）

主治：膝关节痛、膝关节炎、腿脚肿痛、脚气、下肢麻痹等。

刺灸法：向膝中斜刺0.5～1寸，或透刺对侧膝眼。

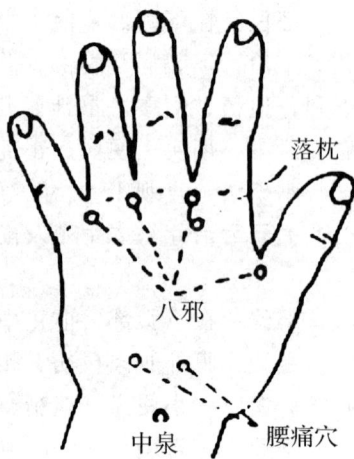

图 3-15

3. 夹脊（华佗夹脊、佗脊）

部位：自第一颈椎起至第五腰椎止，每椎棘突旁开0.5～1寸，左右共48穴。

主治：腰背软组织损伤、腰肌劳损、风湿性腰背痛、下肢病等。

刺灸法：直刺或斜刺，针1～1.5寸，或指针。

4. 肩器

部位：肩峰后下方，肩平举时后下方凹陷处。

主治：同肩髎。

刺灸法：正坐，举臂时在肩髃穴后1寸处凹陷中取之，斜刺，针1.5～2寸或指针。

5. 肩前

部位：在肩峰与腋前纹头连线的中点。

主治：肩关节痛、肱二头肌损伤、肩关节周围炎等。

刺灸法：端坐垂肩，直刺1～1.5寸，或指针。

6. 臂胳

部位：垂肩屈肘，上臂外侧，三角肌止点稍前方。

主治：肩臂痛、颈椎病、肩部软组织损伤等。

刺灸法：直刺或斜刺，针0.5～1寸，或指针。

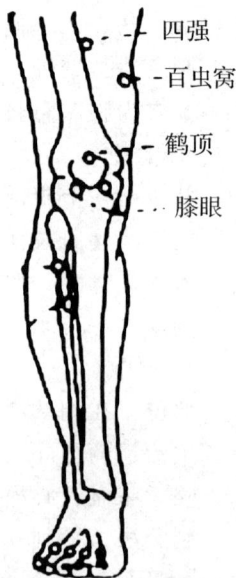

图 3-16

推・拿・与・按・摩

7. 腰腿点

部位：在第二、三掌骨间，第四、五掌骨间中段。

主治：急性腰扭伤、腰椎间盘突出症、腰肌劳损、手指麻木、肩臂痛等。

刺灸法：握拳，腕旋前，直刺或斜刺，针 0.5～1 寸，或指针。

8. 落枕（项强）

部位：手背第二、三掌骨间，掌指关节中下 1/3 交界处。

主治：失枕、颈项痛、急性腰扭伤、肩臂痛、手指麻木等。

刺灸法：握拳，腕旋前，直刺或斜刺，针 0.5～1 寸，或指针。

9. 居髎

部位：髂前上棘与大转子连线的中点。

主治：髋关节及周围软组织损伤、腰腿痛、腰椎间盘突出症等。

刺灸法：侧卧，斜刺或直刺，针 2～2.5 寸，或指针。

10. 鹤顶

部位：髌骨上缘中央处。

主治：膝关节损伤、髌骨劳损、半月板损伤、下肢乏力等。

刺灸法：坐位屈膝，斜刺，针 0.5～1 寸，或指针。

下篇 各 论

第四章 肩部运动性损伤的推拿按摩

第一节 肩关节脱位

肩关节脱位又称盂肱关节脱位。肩关节由肩胛骨的关节盂与肱骨头所构成,其解剖特点是关节盂小而浅,肱骨头大,关节囊和韧带较松弛薄弱,肩关节活动范围广,灵活性大,但是稳固性较差。由于上述特点,肩关节脱位成为临床最常见的关节脱位之一。在全身大关节脱位中,其发生率仅次于肘关节。在运动性损伤中,肩关节脱位多见于篮球、排球、足球、手球和体操等运动项目。

肩关节脱位好发于20～50岁的男性。初次脱位后如处理不当可导致习惯性脱位。根据脱位的时间和复发次数,可分为新鲜、陈旧和习惯性3种;根据脱位后肱骨头的位置又可分为前脱位和后脱位2种,前脱位还分为喙突下、盂下、锁骨下3种。以肩关节前脱位比较多见,其中以喙突下脱位最多见,后脱位极少见。

一、病因病理

肩关节脱位的病因分为直接暴力和间接暴力。受直接暴力的打击或冲撞导致肩关节发生脱位者,临床很少见。由间接暴力导致肩关节脱位者多见。间接暴力可分为传达暴力与杠杆作用力两种。

(1)当上肢处在外展外旋位跌倒时,手掌着地,暴力由掌面沿肱骨纵轴向上传达到肱骨头,使肱骨头可能冲破关节囊的下壁或前壁而形成盂下脱位或喙突下脱位,但多数为盂下脱位,由于受肌肉的牵拉可使脱位的肱骨头滑至喙突下,所以,临床所见的肩关节脱位,以喙突下脱位最多见。

(2)由于杠杆作用力的原理,当上肢过度高举、外旋、外展向下跌倒时,肱骨颈受到肩峰冲击,成为杠杆支点,使肱骨头向前下部滑脱,先呈盂下脱位,后可滑至肩前成喙突下脱位。前脱位又因肱骨头所在的位置不同,分为喙突下脱位和锁骨下脱位。

（3）肩关节脱位的主要病理变化为关节囊撕裂及肱骨头移位，由于肩关节的损伤，导致出血，在关节腔内、外形成血肿。如果脱位后能够及时复位，常可减少出血，损伤的组织可以尽快地被修复。倘若迟迟未能复位，不但出血多，而且血肿逐渐机化，关节周围组织广泛粘连，从而形成陈旧性脱位。复位后，若处理不当，损伤组织未能很好修复，可发展为习惯性脱位。有时脱位可合并腋神经和血管损伤，引起三角肌麻痹和局部皮肤知觉减退、肩部感觉减退或消失等症状。一般多在数周或数月内恢复。

二、临床表现

（1）患者有明显的外伤史或以往有习惯性肩关节脱位史，稍受外力作用即复发。

（2）主要症状是肩部剧痛、肿胀和功能障碍，正常膨隆外形消失，肩峰下部空虚而形成方肩畸形，肩关节处于外展 20°～30°位置。若合并有肱骨大结节撕脱骨折者，局部肿胀明显，可有瘀斑及骨擦音，在患侧腋下或喙突下，或锁骨下可触及脱位的肱骨头，患者常用健手扶托患肢前臂。患者患侧的手不能触到健侧的肩部，肘不能贴近胸壁，即"杜格氏征"（Dugas）阳性。

（3）直尺试验阳性。用普通直尺，沿上臂长轴放置。尺的下端放于肱骨外上髁，另一端向上过肩。正常时由于肩部呈圆形，直尺向外倾斜，接触不到肩峰。肩关节脱位时，由于肱骨头移位，形成方肩畸形，直尺上部能与肩峰接触，即为直尺试验阳性（图4-1）。

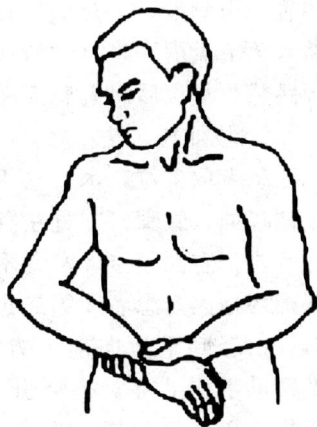

图 4-1　肩关节前脱位的
姿势及方肩畸形

（4）X线检查。X线摄片或透视检查，可确诊脱位的程度和方向，以及进一步了解肱骨头移位的方向与位置，是否合并骨折等。

此外，在诊查时还应注意患肢有无血管、神经的损伤。有少数患者肩部感觉障碍，三角肌力量减弱或麻痹。

三、治疗

（一）整复方法

明确诊断后应及早复位，对新鲜肩关节脱位，如能在伤后及时进行复位，可不必麻醉，往往能获得成功。若脱位超过 24 小时，可选用针刺麻醉、血肿内麻醉、中药麻醉、全身麻醉或中药热敷，配合轻柔手法按摩，以松解肌肉紧张。一般多用2‰普鲁卡因10毫升作关节内局部麻醉，或行颈丛加臂丛麻醉以便于复位，特别是肌肉发达者。常用的整复方法有以下几种。

1. 拔伸足蹬法

拔伸足蹬法又称希波格拉地氏法。患者取仰卧位，术者立于患者的患侧。术者用拳头大的软布垫于患侧腋下，以保护软组织。用两手握住患肢腕部，同时用一足底抵于患侧腋下（右侧脱位，术者用右足；左侧脱位，术者用左足），一腿伸直站地，然后双手牵引患肢，利

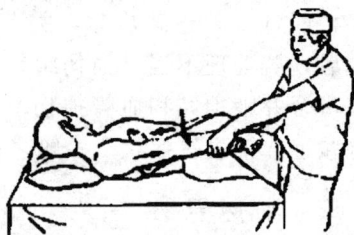

图 4-2　拔伸足蹬法

用置于患侧腋下的足底，逐渐增加牵引力量，并逐步内收、内旋，将肱骨头挤入关节盂内，当有肱骨头回纳感觉时，即复位成功。复位时常可感到有一弹跳感，复位后患者肩部疼痛减轻，肩部恢复饱满外形。（图4-2）

2. 拔伸托入法

患者取坐位，术者立于患者的患肩外侧。术者用两手拇指压其肩峰，其余四指插入腋窝（亦可左侧脱位时，术者右手握拳穿过腋下部，用手腕提托肱骨头；右侧脱位，术者用左手腕提托）。第一助手立于患者健侧肩后用双手斜形环抱固定患者。第二助手一手握患侧肘部，一手握腕上部，外展外旋患肢，由轻到重地向前下方做拔伸牵引。在两助手作上下对抗牵引下，术者用两拇指按压患肩肩峰，余指从腋下用力将脱位的肱骨头向外上方提托，此时牵引患肢的助手应将患肢作内收内旋，当听到脱位的肱骨头回纳至关节盂的回复声时，复位已示成功。（图4-3）

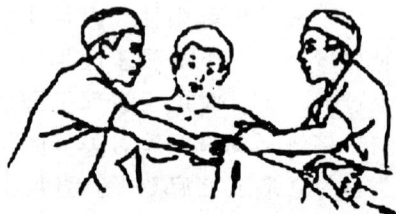

图 4-3　拔伸托入法

3. 膝顶推拉法

以左侧肩关节脱位为例。患者取坐位，术者与患者同一方向站立于患肩外侧。术者右足踏在患者坐凳上，使患肢外展80°～90°，并以拦腰状绕过术者身后，术者用左手握住患者的手腕部，紧贴在左胯上，右手推患者肩峰，右膝屈曲小于90°，膝部用力顶住患者的腋窝，用右手推、左手拉的同时，徐缓用力向左转体，然后右膝抵住肱骨头部向上用力一顶，即可使肱骨头复位。畸形消失，肩部变丰满，直尺试验变为阴性，"杜格氏征"（Dugas）阴性。经X线检查，确认已复位。（图4-4）

76

推·拿·与·按·摩

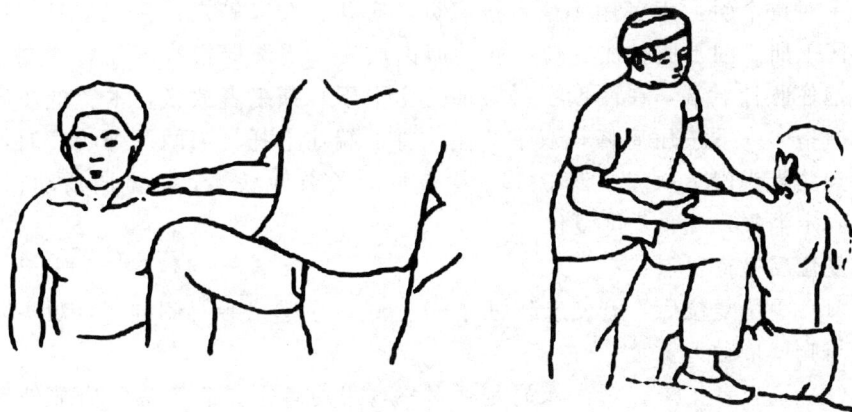

图 4-4　膝顶推拉法

4．拔伸推顶法

患者取仰卧位，甲助手位于患者健侧肩外上方，并用一布单绕过患肩腋下固定患者上身，乙助手握患者患肢肘、腕部作对抗牵引，并将患肢慢慢外展外旋。此时，位于患肢内侧的术者，用两手拇指用力将脱位的肱骨头向外上方推顶，同时令助手将患肢内收内旋，即可达到复位。

如是陈旧性肩关节脱位，考虑到复位比较困难，以及肌肉挛缩、关节僵硬程度和患者年龄因素等，宜先按摩，尽可能使僵硬的关节被动活动，范围逐渐增大，以松解关节。操作时要耐心细致，用力要持续稳健。

5．旋转复位法

患者取坐位或仰卧位，术者立于患者的患肩外侧。术者一手握住患者腕部，另一手握住肘部，先让患肢屈肘90°，沿上臂畸形方向做牵引。沿肱骨长轴持续牵引并将上臂外展、外旋。持续牵引在肩外旋位上内收上臂，使肘关节贴近胸壁并横过胸前。内旋上臂使患肢手掌搭于对侧肩上。

6．回旋扣压法

患者取仰卧位或立位或坐位，术者立于患者的患肩外侧。术者以同侧手握住患者患肢腕部将肩关节外展向外下牵引，异侧手插于患肩腋窝部，掌背顶于胸侧壁作支点，尺侧四指指端触摸到脱位的肱骨头，用力向外上方扣压，牵引患肢，自后上前下逆时针回旋，牵至前下时，同侧手用力向上外推顶肱骨头，便可感到有一种弹跳感，表明肩关节复位。回旋的幅度一般以肩关节不超过平举位为限。

7．提肱压肩法

患者取俯卧位，甲助手由健侧环抱患侧腋下及胸部，向健侧水平位牵引，乙助手握持患者肘及前臂，顺势持续牵引，牵引下缓缓将肩外展至90°位，与甲助手对抗牵引。术者用手法点按肩贞、肩井、天宗等穴，在三角肌、斜方肌、冈上肌、冈下肌按摩，使紧张的肌肉放松。用两拇指按压住肩峰端，两手环抱住肱骨上端，在两助手缓缓加力牵引下，嘱患者放松，术者抵住肩峰之两拇指向内下按压肩峰，双手托住肱骨上端往上托，当闻及弹响声时，或感觉到肱骨头滑入关节的摩擦感。检查见肩关节饱满，肩各方向活动正常，弹性固定消失，肱骨头即复位。

复位后检查要点：

(1) 手法复位后，宜使患肢屈肘90°，试以手掌搭于对侧健肩，观察肘部能否与胸壁接触；

(2) 嘱患者正坐，观察双肩是否对称，患肩畸形是否消失，肩部外形是否丰满圆隆；

(3) 患侧腋窝下、喙突下、锁骨下是否已摸不到突出的肱骨头；

(4) 肩关节能否做被动活动；

(5) X线示肩关节是否复位。

合并肱骨大结节撕脱骨折者，随着肩关节的整复，往往骨折片亦得以复位，一般不必另行处理。

复位标准：

(1) 方肩消失，肩峰恢复饱满状态，触诊可及肱骨头在关节盂内；

(2) "杜格氏"（Dugas）征阴性；

(3) X线检查肩关节恢复正常结构。

（二）固定方法

复位后必须予以妥善固定，既有利于损伤组织的修复，又可防止再脱位而日后形成习惯性脱位。

1. 绷带包扎固定法

通常采用三角巾悬吊法。

经检查确认已复位者，即可固定。固定时应在患侧腋窝处放一大棉垫，用胶布和绷带固定，将患肢上臂内收，屈肘60°～80°，前臂依附胸前，先用绷带将上臂固定于胸壁，再用三角巾（或绷带）将患肢前臂悬吊于胸前即可。固定时间约2～8周。

肩关节脱位并发肱骨大结节撕脱骨折，整复后骨折对位良好，将上臂置于胸侧壁，用绷带包扎，然后屈肘90°，用三角巾悬吊于胸前，4～6周后解除固定。

2. 外展支架固定法

此法适用于合并腋神经损伤，冈上肌肌腱断裂，肱骨大结节撕脱骨折需在外展位才能保持对位者。应用支架将肩关节固定在外展 90°、前屈 30°位 4～8 周，如图 4-5 所示。

（三）推拿按摩

在固定期间，除合并肱骨大结节骨折及冈上肌肌腱断裂者外，一般可在 3～5 天松解一次，在伤肩及手臂部擦舒活酒并做按摩。术者可用表面抚摸、揉、捏等手法，然后托住患者前臂及肘部，轻柔地向各方活动肩关节，活动

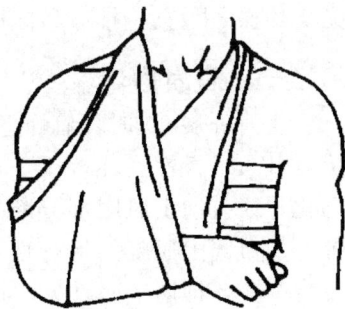

图 4-5　肩关节脱位整复后固定

幅度以有疼痛感为度。随着时间的推移，逐步加大活动范围，防止肩关节粘连。前两周手法宜轻，以后逐步加重。解除固定后，用中药熏洗、理疗及按摩治疗，可促进恢复。

（四）中药治疗

一般按脱位三期用药原则辨证治疗。

1. 早期

伤后 1～2 周内，内服可选用舒筋活血汤、活血止痛汤、桃红四物汤等。外用双柏散、活血散、散肿止痛膏等。

2. 中期

伤后 2～3 周，肿痛减轻后，内服可选用壮筋养血汤、补肾壮筋汤、跌打养营汤、续骨活血汤等。外用药可选用活血散瘀、接骨续筋药膏、舒筋活络药膏等。

3. 后期

受伤 3 周以后，即解除固定之后，内服可选用补肾壮筋汤、壮筋养血汤、生血补髓汤等。外治以熏洗为主，可选用五加皮汤、海桐皮汤、八仙逍遥汤、上肢损伤洗方、下肢损伤洗方、骨科外洗一方、骨科外洗二方等。

习惯性脱位应内服滋补肝肾、强筋壮骨药物，如补肾壮筋汤等。

第二节　冈上肌腱炎

冈上肌起于肩胛冈上窝，由肩峰下通过，止于肱骨大结节的外上方，与肩峰下滑囊位于肩峰与冈上肌腱之间，以减轻两者之间的摩擦。肱二头肌长头肌腱位于肱骨大结节、小结节之间的骨性沟内。在不同的姿势下可导致不同的肌腱扭伤。当出现瘀血肿胀时，可以影响相邻组织，如发生挫伤，就更难截然分开。临床上以冈上肌腱炎较常见。在运动性损伤中，冈上肌腱炎多

见于体操、举重、排球和标枪等运动项目。

一、病因病理

当肩外展 90°时，肩峰下滑囊完全缩进肩峰下面，冈上肌腱很容易受到摩擦，日久呈慢性炎症改变，形成劳损。少数患者的冈上肌腱渐趋粗糙，甚至钙化，或有冈上肌腱部分断裂。往往因肩部急性损伤，特别是中年以上的患者，加重冈上肌腱的退行性变化。冈上肌退行性变化更易导致劳损，呈慢性炎症改变，即冈上肌腱炎，临床比较多见。

二、临床表现

（1）大多数冈上肌腱炎发病缓，病程长，逐渐出现肩部疼痛，用力外展时疼痛较明显。动作稍快时，肩部肌筋"咿轧"作响。当自动外展至 60°左右时，因疼痛不能继续外展及上举，但可被动外展及上举，可与肩关节周围炎鉴别。压痛点在肱骨大结节部或肩后冈上部。

（2）"疼痛弧"：患肩自动外展未到 60°时疼痛较轻或不疼痛，被动外展至 60°~120°范围内时，疼痛较重，当上举超过 120°时，疼痛又明显减轻，此后又可自动继续上举。医学上将肩被动外展 60°~120°范围内疼痛明显加重这一特征，称为"疼痛弧"。（图4-6）

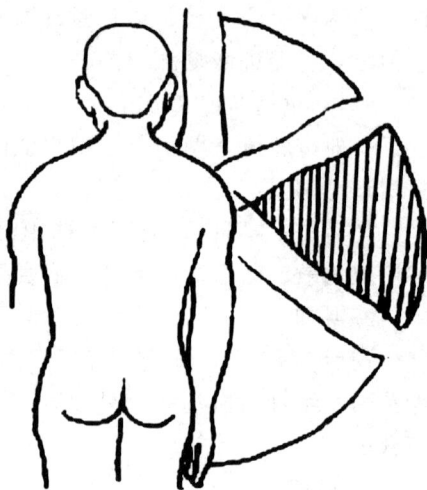

图 4-6　冈上肌腱病变引起的肩外展疼痛弧

（3）X 线检查：冈上肌腱钙化时，X 线片可见局部有钙化影。

三、治疗

（一）推拿按摩

急性期手法宜轻，慢性期手法宜稍重。施行手法时，应以肩部、冈上部为重点。

1. 轻揉点按法

患者取坐位，术者立于患侧。术者首先拿捏肩部、冈上部、上臂部，自上而下，疏松筋络。然后自上而下轻揉、按摩以舒筋活血。再拨动并点按冈上及肩部筋络，以理顺粗糙、肿胀或扭转的筋络。然后，术者左手扶住肩部，右手托住肘部，将肩部摇转并尽量外展，先向前摆 4~5 周，再向后摇 4~5

周，在摇转过程中，尽量将患肩外展约 90°～120°（轻度上举）。

2. 推擦弹拨法

患者取坐位，术者立于患侧。术者用手掌小鱼际肌沿肩胛冈上外缘向颈部推、擦至热。然后找出冈上肌明显压痛点，用拇指由轻到重按压 3 分钟，放松时患者自觉舒畅。用拇指先轻弹拨冈上肌、冈下肌，后放松整个肩部肌群及肩三角肌。被动运动肩关节，先在小于 60°进行肩关节各个方向运动，以后慢慢旋转肩关节，渐渐臂外展 30°～100°。患者疼痛减轻或消失，可以结束治疗。

3. 拿揉点按法

患者取坐位，术者立于患侧。术者多指拿揉以冈上肌为中心的周围肩部肌肉，然后弹拨冈上肌、冈下肌、提肩脚肌、菱形肌、肩胛冈上下肌群一次。再用拇指点揉肩外俞、肩中俞、风门、大柱、巨骨、肩井、天宗、云门、肩髃穴等，交替点按揉各 3 分钟。患者取俯卧位，术者以叠掌或拇指揉搓冈上肌周围肌群 5 分钟，以皮肤微微发红为度。

4. 滚按弹拨法

患者取坐位，术者立于患侧。术者在肩前部及三角肌处运用滚法 3 分钟；再弹拨肱二头肌长头腱 3～5 次。然后，嘱患者自主屈曲患肢肘关节，术者按其腕上部对抗牵引，将患肘拉直 1～3 下。并且嘱患者活动肩关节，术者托扶患肢，令患肢外展上举至最大限度，当不能再上举时，术者猛向上一弹立即落下，以松解肩关节粘连。

5. 揉按滚拿法

患者取坐位，术者立于患侧。术者先在患肩沿三角肌纤维方向，用深沉和缓的揉按法和滚法，由轻而重地施术。同时配合肩部外展的被动活动，幅度由小到大。再用柔和的拿法沿三角肌向下经上臂到肘部施治，重点在三角肌前部、肱二头肌肌腹及肘部桡骨粗隆处。待患部肌群放松后，患肢被动外展 90°。术者立于患肩后，一手扶托患肩，做患肢外展内收活动，另一手握住三角肌，四指在前，拇指在后，四指自上而下弹拨三角肌前部，重复 3～5 次。再以食、中二指沿肱二头肌长头腱到结节间沟处轻度弹拨，动作快而深透。再用一手扶患肩上部，另一手托持患肢肘部，做缓缓的顺时针及逆时针的摇法，幅度由小变大，重复 3～5 次。然后，用双手合抱于患肩前后部，相对用力使用前后交替的搓法，边搓边向指端移动，往返 3～5 次。再以双手握患肢腕部，向下牵引的同时，双臂用力均匀抖动 3～5 次。最后沿结节间沟方向用擦法，透热为度。

（二）针灸治疗

常用穴为阿是、肩髃、肩髎、膈俞、肩内陵、天宗、曲池等，备用穴为臂臑、病侧的外关、阳陵泉穴。用泻法，提插捻转，以肩臂酸麻胀为度，留针20分钟。也可用艾条灸，以局部皮肤红润为度。一日或隔日一次，7～10日为一疗程。或用梅花针叩打患处后再拔火罐，3～4天一次。

（三）中药治疗

急性期：内服可选用舒筋活血汤。肿痛较重时，外敷消瘀止痛膏或三色敷药。

慢性期：内服可选用舒筋丸。外贴宝珍膏或伤湿止痛膏，亦可用熏洗或腾药热熨患处。

另外，急性期肿痛难忍者，应使患肢作短期制动，可用三角巾将患肢屈肘悬吊于胸前。还可以运用封闭疗法，加强功能锻炼和预防。

第三节　肩峰下滑囊炎

肩峰下滑囊炎，又称三角肌下滑囊炎。肩峰下滑囊比较大，位于肩峰和三角肌下，覆盖着肩袖。滑囊壁的上面与肩峰、肩峰喙突弧和三角肌相连，下面与组成肩袖的冈上肌、冈下肌、小圆肌、肩胛下肌和肱骨大结节相连。在运动性损伤中，肩峰下滑囊炎多见于排球、体操、水球、游泳、投掷、划船、举重和射箭等运动项目。

一、病因病理

滑囊具有使肱骨上端在肩峰下活动时减轻摩擦的功能。运动中多次轻度损伤和反复的摩擦是导致肩峰下滑囊炎的主要原因，如仰泳运动员过多后伸转肩触臂。排球运动员在训练和比赛中频繁地挥臂重扣球。划船运动员在划船运动中插桨入水太深，肩部连续反复用力，使滑囊在肱骨上端与肩峰之间经常受到摩擦或嵌夹等损伤，就会发生疼痛和上臂功能障碍。

二、临床表现

（1）无明显的外伤史。常有肩部活动过多，负担过重的历史。

（2）主要表现为肩峰下疼痛，肩峰外下及前下有压痛，并可放射至三角肌。当上肢外展、后伸时疼痛加重。病情严重者，因滑囊积液而肿胀，患肩较健侧膨隆。滑囊有粘连，上肢外展至70°～90°时，被动旋转有摩擦响声。病程长时，可引起局部肌肉萎缩，肩关节不能作外展、外旋等动作。

（3）X线检查：骨质及其他组织结构无特殊所见。有时可见滑囊钙化阴影。

三、治疗

(一) 推拿按摩

1. 急性期

拿捏揉摩法：患者取坐位，术者立于患侧。以轻手法为主，擦舒活酒。施行手法时，作表面抚摩、揉、捏、捞等，隔日 1 次。首先拿捏冈上部、肩部、上臂部，自上而下，疏松筋络。然后以冈上及肩部为重点，自上而下地揉摩，以舒筋活血。再拨动并点按冈上及肩部筋络，理顺粗糙、肿胀或扭转的筋络。最后术者左手扶住肩部，右手托住肘部，将肩部摇转并尽量外展，先向前摆 4～5 周，再向后摇 4～5 周，在摇转过程中，将患肩轻度上举，尽量外展约 90°～120°。

2. 慢性期

揉捏摇晃法：患者取坐位，术者立于患侧。术者手法宜稍重，可作表面抚摩、揉、揉捏、搓、摇晃等手法。按摩强度可逐渐加重。并配合指针，取肩三对、肩髃、肩宗、曲池、手三里、合谷等穴。

(二) 针灸治疗

常用穴为阿是、肩髃、肩髎、膈俞、肩内陵、天宗、曲池等，备用穴为臂臑、病侧的外关、阳陵泉穴，用泻法，提插捻转，以肩臂酸麻胀为度，留针 20 分钟。也可用艾条灸，以局部皮肤红润为度。一日或隔日一次，7～10 日为一疗程。也可用当归注射液作痛点注射。

(三) 中药治疗

1. 急性期

内服可选用舒筋活血汤或活血祛瘀汤。急性期肿痛较重时，外敷消瘀止痛膏或三色敷药。

2. 慢性期

内服可选用舒筋丸。外用：消结散，水、醋各半调匀敷患部。或用软坚药水浸纱布或棉垫，湿敷患部，用红外线照射，每日 1 次，每次 20～30 分钟。内服五灵二香丸，一次 6 克，一日 2～3 次。后期外贴宝珍膏或伤湿止痛膏，亦可用熏洗或腾药热熨患处。

第四节　肩袖损伤

肩袖损伤又称肩撞击综合征，是指肩袖肌腱或合并肩峰下滑囊的损伤性炎症病变。一般原发性损伤在肩袖肌腱，以后继发肩峰下滑囊炎。在运动性损伤中，多见于体操、排球、乒乓球、投掷、游泳、划船和举重等运动项目。

一、病因病理

（1）肩袖位于肩弧与肱骨上端之间狭窄的间隙中，由于解剖位置特殊，容易受到摩擦、挤压、牵拉等作用而发生创伤性炎症。如体操运动中的单杠、吊环和高低杠的转肩动作，投掷标枪和垒球的出手动作，举重抓举时肩的突然背伸，蝶泳时的转肩划水，排球扣杀和发大力球动作，乒乓球的扣杀和提拉动作等，都是引起肩袖损伤的重要病因。

（2）肩袖损伤也与肩部准备活动不够，动作要领掌握不好，或专项训练过于集中在肩部等密切相关。特别是在疲劳的情况下训练，更易致肩袖受伤。

肩袖肌腱特别是冈上肌肌腱不断地与肩峰发生摩擦及挤压［图 4-7（a）］，当外展至60°～120°时，这种摩擦与挤压最为严重［图 4-7（b）］。而外展超过120°以后，因肩胛随之发生回旋，使冈上肌肌腱与肩峰间的距离增大，这种摩擦和挤压现象随之缓解或消失。［图 4-7（c）］

肩袖损伤的病理变化主要表现为冈上肌肌腱纤维的玻璃样变性、断裂或部分断裂，有时腱纤维中可出现钙化和骨化，在裂隙中充满坏死组织或瘢痕组织，小血管周围有圆细胞浸润，呈慢性炎症，可分为急性损伤、亚急性损伤、慢性损伤。肌腱长期磨损可导致变性。在肌腱发生变性的基础上再受到外力作用，可发生肌腱断裂。

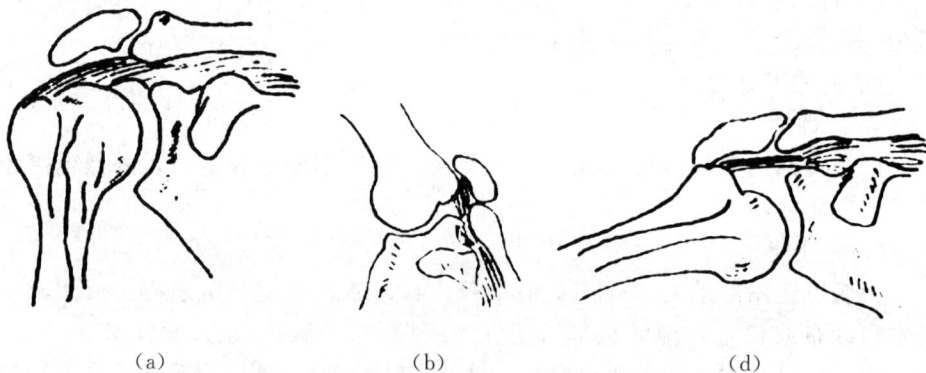

（a）　　　　　　　　（b）　　　　　　　　（d）

图 4-7　冈上肌损伤范围

二、临床表现

（1）多数患者有外伤史。发病较缓，病程较长。

（2）主要症状是肩痛、肿胀，伴有肩关节功能障碍、肌肉痉挛和肌肉萎缩。肩痛可在一次急性损伤或肩部过度训练之后发生。疼痛多在肩外侧，部分病例疼痛向三角肌止点或颈部放射，不少患者肩痛夜间加重。

（3）肩关节活动受限，出现"疼痛弧"。

（4）撞击试验和撞击注射试验：肱骨大结节与肩峰撞击出现疼痛，为撞击试验阳性。撞击注射试验使肩部疼痛暂时性完全消失，则撞击征可以确立。

（5）X线检查：一般在早期没有明显的病理征象。晚期病例有时可见肱骨大结节骨质硬化、囊性变或肌腱钙化等改变。

（6）磁共振成像检查（MRI）：是目前临床上常用的诊断肩袖损伤的方法，无创他、软组织分辨力高，而且能多平面成像，可更为直观地观察肩袖肌腱及其伤情。

三、治疗

根据损伤程度和病程可进行中药、针灸、理疗和按摩等治疗。大多数患者经上述保守治疗后都能痊愈，极少数病例经保守治疗无效而需手术。肌腱完全断裂者应送医院手术处理。

（一）固定

损伤时疼痛剧烈，应将上臂外展30°固定，减少上臂活动，防止损伤加重，减轻疼痛。限制肩部活动，凡是肩部活动时疼痛，肩峰下有压痛者，应调整运动量，以减轻肩部负担。如果肩部症状较重，并有肿胀，应当停止肩部训练，用三角巾悬吊伤肢于胸前约1周。

（二）推拿按摩

1. 揉滚拿揉法

患者取坐位，术者立于患侧。在开始进行推拿按摩时，常用手法为表面抚摩、揉、揉捏、搓等。术者用双手拿揉肩背部肌肉（图4-8）。术者用双手相对揉患者的肩关节前后侧（图4-9）。在肩部做揉、滚、推等手法时，手法力量先可大一些，然后逐渐减轻，使患者有舒适感。待症状好转后，逐步加重按摩强度，并加作抖动、摇晃等手法。

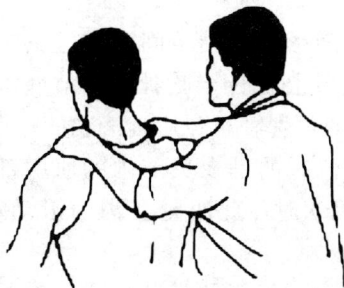

图4-8 拿揉肩背部肌肉　　　图4-9 双掌相对揉肩关节

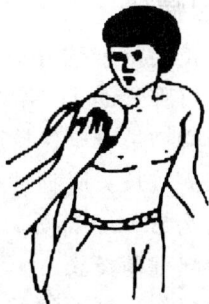

2. 点按经穴法

患者取坐位，术者立于患侧。术者用一手拇指先沿肩井、肩髎、曲池、手三里、外关、中渚、合谷穴进行点按，以疏通经络、活血止痛。每日或隔日按摩一次。若有肩关节活动受限者，可用肩关节运拉法。

（三）针灸治疗

常用穴为阿是、肩髃、肩髎、膈俞、肩内陵、天宗、曲池等穴，备用穴为臂臑、病侧的外关、阳陵泉穴。用泻法，提插捻转，以肩臂酸麻胀为度，留针 20 分钟。也可用艾条灸，以局部皮肤红润为度。每日或隔日一次，7～10 日为一疗程。

（四）中药治疗

治疗原则：急性期以活血化瘀，慢性期以舒筋通络为主。

1. 急性期

活血止痛汤，或云南白药、七厘散等。用新伤药水湿敷患部。

2. 慢性期

内服可选用舒筋活血汤等。或内服劳损丸，每次 6 克，一日 2～3 次，淡盐开水送服。外用软坚药水湿敷患部，红外线照射，每日 1 次，每次 20 分钟。照射后，外贴消炎止痛膏或活络膏。

3. 恢复期

内服可选用补肾壮筋汤等。

第五节　肱二头肌长头肌腱腱鞘炎

肱二头肌长头肌腱腱鞘炎，又称肱二头肌长头肌腱狭窄性腱鞘炎。是指鞘内粘连、肌腱滑动性障碍而局部疼痛与功能受限的病变。在运动性损伤中，多见于标枪、吊环、单杠、举重和排球等运动项目。

一、病因病理

肱二头肌长头位于肱骨大、小结节之间形成的结节间沟内。肱二头肌长头的肌腱起于肩胛骨的盂上粗隆，经肩关节上方转至肱骨的结节间沟内。结节间沟前方的横韧带，有保持肌腱于正常的位置，避免肌腱滑脱的作用。

（1）肱二头肌长头肌腱腱鞘炎受伤部位有的是在关节内的肌腱部分，有的是在结节间沟或沟下部分。当肩关节活动时，此肌腱在沟内滑动和摩擦，过度活动可引起腱鞘炎。

（2）肩袖损伤、钙盐沉着、肩关节内病变等累及腱鞘而造成腱鞘炎。但肌腱与腱鞘的创伤性炎症是病理改变，表现为腱鞘水肿、变红与肥厚，肌腱变黄、色泽粗糙与纤维变异。在腱鞘和肌腱之间，或有纤维粘连。

（3）肩关节超常范围的转肩活动如标枪、排球、体操等项运动，肩部活动多，负荷大，反复地摩擦、牵拉、挤压等，多次微细损伤逐渐发展为慢性腱鞘炎。

二、临床表现

（1）大多数患者有肩部活动多、负担重或急性损伤的历史，呈慢性发病过程，少则几个月，多则数年。

（2）开始表现为肩部酸、胀、困、不适，以后逐渐加重，出现疼痛。休息后减轻，活动时可向三角肌放射。肩关节活动障碍，特别是以上臂屈曲受限最为明显。活动时疼痛，尤以上肢外展、上撑反弓动作疼痛加剧。部分患者上肢于外展90°时，沿肢转可听到响声，若压迫结节间沟响声不再出现，为狭窄的典型体征。

三、治疗

（一）推拿按摩

凡经临床检查确诊后，即应暂时停止训练。急性期用三角巾吊于胸前，限制肩关节活动。症状减轻后解除三角巾，活动肩关节。急性期以轻手法做表面抚摩、揉、揉捏、搓。症状减轻后，适当加重按摩手法。还可加掌根揉、摇晃、抖动等手法。并配合指针，选臂臑、肩内陵、曲池、内关等穴。

1. 弹拨理筋法

患者取坐位，术者立于患侧。术者一手握住患侧上肢腕部使上臂外展，用另一手拇指触摸到压痛点，然后沿其纵轴稳妥地左右弹拨，从上到下依次进行3～7遍，再沿其纤维方向予以理顺数次。（图4-10）

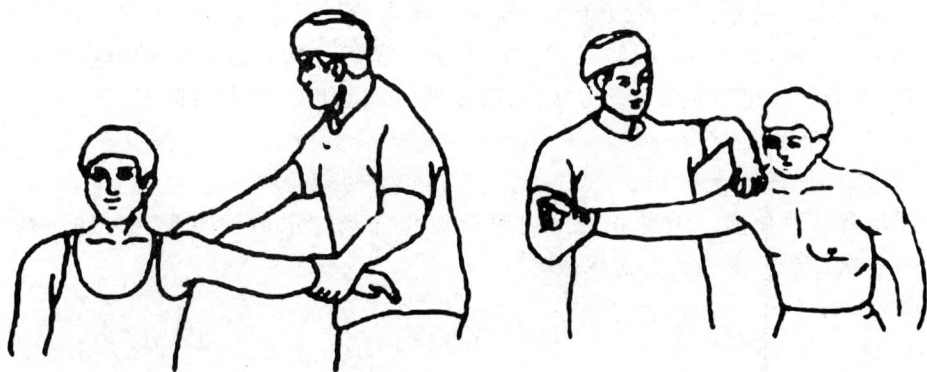

图4-10　肩部弹拨法

2. 运拉揉捏法

患者取坐位，术者立于患侧。术者用一手拇指点压在肩贞穴上，其余四指按压肱二头肌长头肌腱处，另一手握患者患侧上肢腕部，拉动患者患侧上肢做屈、伸、内收、外展、环转等活动。自上而下反复揉捏肩部及上臂肌肉。（图4-11）

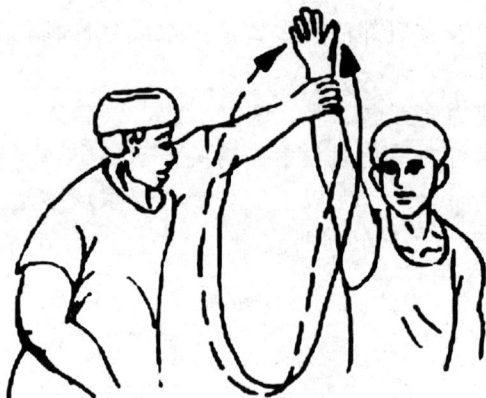

图4-11　运拉揉捏法

3. 弹拨肌腱法

患者取坐位，术者立于患侧。术者在肩前部及三角肌处用滚法；然后，弹拨肱二头肌长头腱3～5次。嘱患者自主屈曲患肢肘关节，术者按其腕上部对抗牵引，将患肘拉直1～3次；再嘱患者活动肩关节，术者托扶患肢，令患肢外展上举至最大限度，当不能再上举时，术者猛向上一弹立即落下，以松解肩关节粘连。

（二）针灸治疗

常用穴为阿是、肩髃、肩髎、膈俞、肩内陵、天宗、曲池等穴，备用穴为臂臑、病侧的外关、阳陵泉穴。用泻法，提插捻转，以肩臂酸麻胀为度，留针20分钟。也可用艾条灸，以局部皮肤红润为度。每日或隔日一次，7～10日为一疗程。

（三）中药治疗

治宜活血化瘀、消肿止痛，内服活血止痛汤，水煎，温服，一日一剂，一日3次。或云南白药、七厘散等。

第五章　肘部与前臂运动性损伤的推拿按摩

第一节　肘关节脱位

肘关节脱位是最常见的脱位之一，多发生于青壮年，儿童与老人较少见。在运动性损伤中，肘关节脱位多见于体操、球类、摔跤、武术、田径和骑马等运动项目。肘关节脱位按脱位的方向可分为前脱位、侧方脱位、后脱位三种。临床最为常见的是肘关节后脱位。

一、病因病理

肘关节是由肱尺关节、肱桡关节和尺桡上关节组成。它们共同包在一个关节囊内，主要完成屈伸活动，参与前臂的旋转活动。肘部具有显著的生理特征：即肘部的三点骨突标志，指肱骨内、外上髁及尺骨鹰嘴突三点，伸肘时这三点成一直线；屈肘时，这三点的连线构成三角形，因此又称"肘三角"（图 5-1）。肘关节两侧副韧带及前臂伸、屈肌腱加强，关节囊前后薄弱，且松弛，鹰嘴较粗大，喙突短小，因此肱骨滑车易从前方脱出，造成肘关节后脱位。

肘关节脱位多由传达暴力及杠杆作用所致。当跌倒时，肘关节伸直，前臂旋后位手掌着地，使肘关节过度后伸，导致鹰嘴尖端猛然撞击肱骨下端的鹰嘴窝，产生一种杠杆作用力，迫使肱骨下端冲破关节囊的前壁而向前移位，尺骨鹰嘴与桡骨头同时滑向后方，形成肘关节后脱位（图 5-2）。由于暴力作用方向不同，尺骨鹰嘴与桡骨头除向后移位外，有时还可向内侧或外侧移位，即侧方脱位。

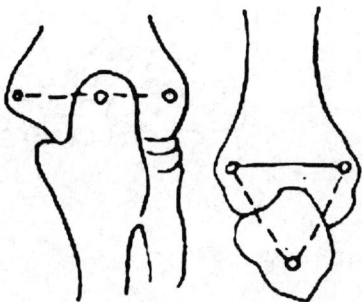

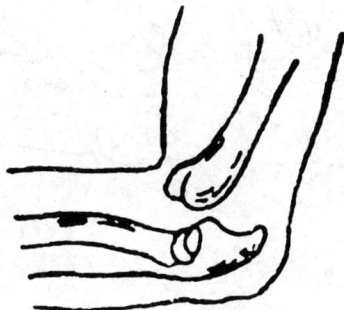

图 5-1　肘三角　　　　　　　图 5-2　肘关节后脱位

二、临床表现

（1）肘关节疼痛、肿胀、功能障碍。

（2）靴状畸形：肘窝前饱满，可摸到肱骨下端，尺骨鹰嘴后突，肘后部空虚，呈靴状畸形。有时可触及冠突和肱骨内上髁的内片。肘关节呈弹性固定在45°左右的半屈位，肘后三点骨性标志的关系发生改变，前臂前面明显缩短（与健侧对比），关节前后径增宽，左右径处改变不明显。

（3）X线检查：可确定关节脱位的方向和程度，有无肘部骨折。

三、治疗

明确诊断后应争取早期复位。新鲜肘关节后脱位，脱位病史短（24小时内）者，如能在伤后及时治疗，可不必麻醉，复位亦易成功。病史长（超过24小时）或患部筋腱紧张者，可选用针刺麻醉、血肿内麻醉或臂丛麻醉。复位前对骨端的移位方向要进行详细了解。

（一）整复方法

1. 新鲜肘关节后脱位

（1）拔伸屈肘法。

患者取坐位，助手立于患者背后，用双手握患者患肢上臂，术者立于患侧前面，用双手握住腕部，置前臂于旋后位，与助手相对拔伸，然后术者用一手握腕部继续保持牵引，另一手的拇指抵住肱骨下端（脉窝）向后推按，其余四指抵住鹰嘴（髁头）向前端提，并慢慢将肘关节屈曲，若听到入臼声，说明脱位已整复。或卧位，患肢上臂靠床边，术者一手按其下段，另一手握住患肢前臂顺势拔伸，若听到入臼声后，屈曲肘关节即为复位成功。（图5-3）

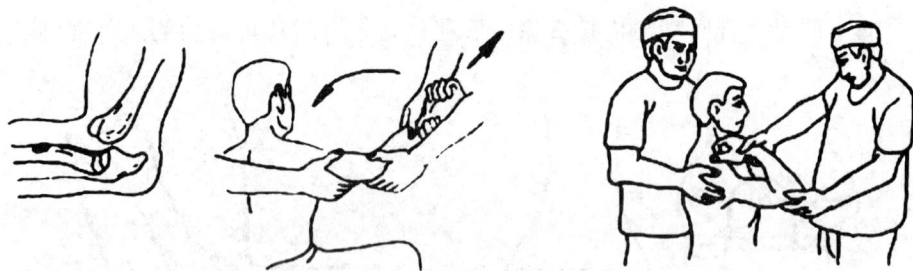

（a）坐位拔伸屈肘法

图5-3　拔伸屈肘法

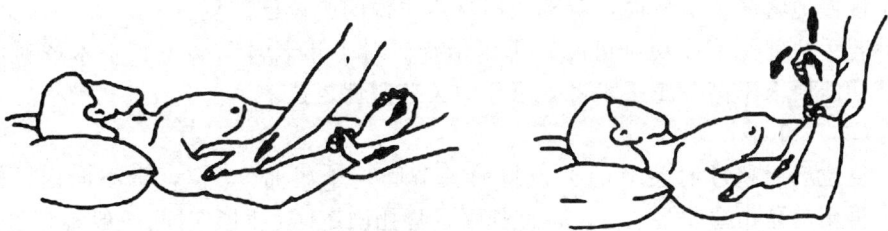

（b）卧位拔伸屈肘法

图 5-3　（续）拔伸屈肘法

（2）膝顶拔伸法。

患者取端坐位，术者立于患侧前面。术者一手握其前臂，一手握住腕部，同时用一足踏于凳面，以膝顶在患肢肘窝内，沿着臂纵轴方向用力拔伸，有入臼感后，逐渐屈肘，患肢手指可触及同侧肩部即为复位成功。（图 5-4）

新鲜肘关节前脱位较少见，复位手法简单。患者取坐位或卧位，甲助手固定患肢上臂，乙助手握住患肢腕部，顺势牵引前臂，术者用两手拇指由肘前顶住脱出的尺桡骨上端向下后推入，余指由肘后抵住肱骨下端向上向前端提，听到入臼声后，说明复位成功。肘关节前脱位常伴鹰嘴骨折，脱位整复后按鹰嘴骨折处理。

2. 陈旧性肘关节脱位

肘关节脱位病史长者（超过 2～3 周），即为陈旧性肘关节脱位。对于部分不合并骨折、血管神经损伤及损伤性骨化的单纯性陈旧脱位，可试行手法复位。手法复位前，先牵引尺骨鹰嘴一周左右，配合推拿按摩，内服舒筋活血方剂，并熏洗局部。通

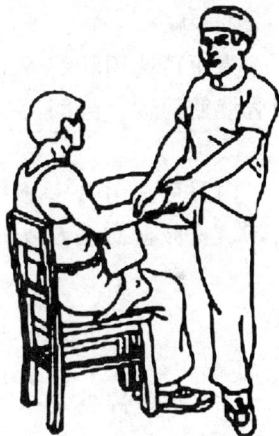

图 5-4　膝顶拔伸法

过综合疗法，逐渐松弛关节周围挛缩组织。然后在臂丛麻醉下，作肘关节屈伸、旋转及左右摇摆活动，力量由轻到重，范围由小到大，通过牵引舒筋与活动解凝这两步骤后，肘关节已相当松动，才可进行手法整复。

陈旧性肘关节脱位可采用拔伸屈肘法与膝顶拔伸法进行复位。若复位比较困难，可采用清代胡廷光编著的《伤科汇纂》辑录其祖传抄本《陈氏秘传》整复法：先对患者进行药物熏洗、舒筋解凝后，令患者仰卧，术者立于患侧，用一条宽布带绕过患侧肱骨下端的前面，布带两头系于术者腰间，向后微微弓腰，扯紧布带。两助手分别握着上臂与前臂，徐徐拔伸牵引，术者两手大拇指顶住鹰嘴向前、向下推挤，余指把住肱骨下端向后拉，在协同配合下，

助手慢慢地将肘关节屈曲，听到入臼响声，说明脱位已整复。

若手法复位不成功，可改行手术治疗。对于年老、因病不宜手术或对肘关节功能要求不高不愿手术者，可作肘关节假性复位。

（二）固定

复位后用超过肘关节的夹板将肘关节固定于屈曲90°位，掌心向内、向下，再用三角巾悬吊臂2～3周。若用石膏托固定时，固定时间一般不超过2周。解除固定后，在功能锻炼基础上，可配合按摩、热水浴、理疗和中药熏洗等治疗，以促进恢复。关节积血较多者，可无菌穿刺抽吸，预防关节粘连与损伤性骨化。

（三）中药治疗

1. 初期

内服可选用舒筋活血汤、接骨紫金丹、续断紫金丹或云南白药等。外敷消肿散、双柏散或消肿止痛膏。

2. 中期

内服可选用壮筋养血汤、跌打养营汤、肢伤二方或续骨活血汤等。外用接骨续筋药膏、舒筋活络药膏等。

3. 后期

内服可选用八珍汤、补中益气汤、补肾壮筋汤或壮筋养血汤等。用海桐皮汤、上肢损伤洗方或骨科外洗二方煎汤熏洗。

第二节　肱骨外上髁炎

肱骨外上髁炎又称肱桡关节滑囊炎、肱骨外髁骨膜炎，是一种慢性劳损所致的肘外侧疼痛综合症。好发于网球运动员，故又称网球肘。此外，也可见于羽毛球、乒乓球、高尔夫球和击剑等运动员项目，以及砖瓦工、木工、电工和一些做针线活的家庭主妇。

一、病因病理

（1）肱骨外上髁炎是因前臂伸肌群反复牵拉，导致前臂伸肌起点的慢性牵拉、撕裂伤，瘢痕形成，伸肌总腱下滑囊、肱骨外上髁骨膜发生炎症，肱桡关节滑膜增生、肥厚，伸肌总腱处微血管神经束被筋膜卡压，局部充血、水肿、机化、粘连所致，从而导致患肘外侧疼痛。肱骨外上髁炎是一种无菌性炎症。

（2）当前臂肌肉的力量、韧带和耐力不良时，加上技术动作尤其是反拍技术动作错误，如网球运动员反拍、下旋击球，乒乓球、羽毛球的正手扣杀及反拍击球，排球运动的错误扣球、击剑刺杀时前臂猛烈旋转等，使前臂伸肌附着部不断受到牵拉而致伤，也易发生肱骨外上髁炎。

二、临床表现

（1）无明显的外伤史。发病缓慢，病程较长。

（2）初起时在劳累后偶感患肢疼痛乏力，逐渐发生肘外侧疼痛，疼痛随运动量的加大而加重。肘外侧持续性疼痛，有时可向前臂或上臂放射。腕部无力，很难完成简单的活动，如举碟子、开门、拧湿衣服、握手等。但在休息时多无症状。病情严重者握物无力，甚至拿在手中的物品会自行脱落。

（3）检查：肱骨外上髁、肱桡关节间隙和桡骨小头处有明显压痛。多不红肿，较重时局部可有微热，前臂桡侧上段软组织有轻度肿胀、压痛及僵硬。有时能在肱骨外上髁触到骨质增生的锐利边缘，压痛甚剧。病程长者偶有肌萎缩。

抗阻力伸腕试验：

患者伤肘微屈，前臂旋前，腕关节屈曲，检查者加外力于腕背侧，令患者用力背伸腕关节，肱骨外上髁部疼痛为阳性。

抗阻力前臂旋后试验：

患者屈曲肘关节，前臂旋前，检查者握其腕部，令患者抗阻力，使前臂旋后，肱骨外上髁疼痛为阳性。

旋臂屈腕试验：

患者伤肢伸直，前臂旋前，检查者将患者腕部作极度屈曲，肱骨外上髁部疼痛为阳性。（图5-5）

（4）X线检查：有时可见到小骨片撕裂、肱骨外上髁表面粗糙或骨质增生，边缘锐利。

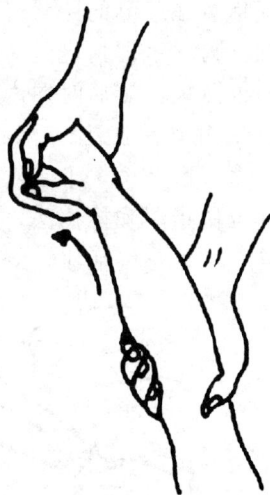

三、治疗

（一）推拿按摩

1. 肘后顶推法

患者取坐位，术者立于患者伤肢后外侧。术者一手握住腕部，另一手掌心托住肘后部，拇指指腹置于肱桡关节处，摇转肘关节，然后将腕部之手使腕关节掌屈并使肘关节一伸一屈交替进行，同时另一手当肘关节由屈曲变伸直时在肘后部向前顶推，使肘关节过伸，可听到肘部有"格格"的响声。每周2次，4周为一个疗程。

图 5-5 旋臂屈腕试验

2. 拿捏旋转法

患者取坐位，术者立于患者伤肢后外侧。术者在肘部痛点及其周围做按摩、拿捏手法，共做3～5分钟，使局部微热，促进血液循环。然后，术者一手托住患肘的内侧，一手握住患肢的腕部，先伸屈肘关节数次，然后将肘关节做快速屈曲数次，并同时做旋转活动。如直肘旋后位，快速屈曲同时旋前；直肘旋前位，快速屈曲同时旋后。各做3～5次，可松解粘连，减轻疼痛。

3. 推扳旋转法

患者取坐位，术者立于患者伤肢后外侧。术者用舒活酒，做肘至前臂表面抚摩、揉法，然后行推扳手法。患肢前臂旋前，肘关节屈曲，肘下垫软枕，术者用一手食指和中指钩住伸肌腱向外扳，同时嘱患者做前臂旋转动作数次，然后双手拇指向外用力从肘至腕推伸肌群，反复2～3次，最后屈伸、旋转患肢，进行揉捏等手法而结束。

4. 点拨肘肌法

患者取坐位，术者立于患者伤肢后外侧。术者一手握住患者手腕，另一手拇指点住患侧的肱骨外上髁处，并用握腕手帮助患者做前臂的旋前、旋后运动。另一手拇指内外来回地点拨肱骨外上髁的伸肌总腱。双手配合，旋前时向外点拨，旋后时向内点拨。（图5-6）

5. 痛点滚揉法

患者取坐位，术者立于患者伤肢后外侧。术者在患者肘外侧做侧滚，痛点部位做指滚和揉捻法，使局部有发热感为度，然后用点按法，点掐曲池、外关等穴位以行气活血，舒通经络。（图5-7）

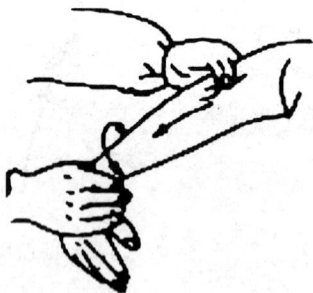

图 5-6　点拨肘肌法　　　　　　　　图 5-7　点掐曲池穴

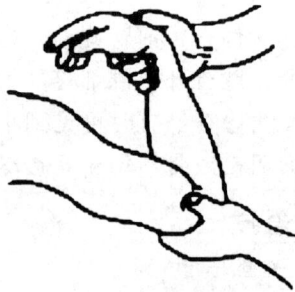

6. 按揉弹拨法

患者取坐位，术者立于患者伤肢后外侧。术者右手持腕使患者右前臂旋后位，左手用屈曲的拇指端压于肱骨外上髁前方，其余四指放于肘关节内侧。术者用右手逐渐屈曲患者肘关节至最大限度。左手拇指用力按压患者肱骨外上髁的前方，然后再伸直其肘关节。同时，术者左手拇指推至患肢桡骨头之前上面，沿桡骨头前外缘向后弹拨伸腕肌起点。施术后患者有桡侧三指麻木感及疼痛减轻的现象。

（二）针灸疗法

在痛点及其周围取穴，隔日针灸一次。或用梅花针叩打患处。再加拔火罐，3～4天一次。

（三）中药治疗

内服可选用舒筋汤或舒筋活血片。

外敷：定痛膏或用海桐皮汤熏洗；或消结散、水醋各半调匀敷患处。

第三节　肘关节尺侧副韧带损伤

肘关节尺侧副韧带损伤是体育运动中较常见的损伤，多发生于投掷、体操、举重、羽毛球、排球、手球和水球等运动项目。由于引起损伤的外力强度不同，损伤的程度也不相同，肘关节尺侧副韧带损伤可分为捩伤、部分撕裂和完全断裂。

一、病因病理

肘关节尺侧副韧带损伤大多是慢性积累性劳损或是急性损伤后未经正确处理导致的。

（1）在体育运动或训练过程中，由于外力的作用，使前臂突然外展，肘关节尺侧副韧带遭受猛烈的过度牵拉。

（2）在运动中因动作不正确，或冲撞跌倒时以手掌触地，前臂旋后，肘外翻，都能导致肘关节尺侧副韧带损伤。

肘关节尺侧副韧带损伤后，其病理变化主要反映在撕裂处有出血、肿胀，周围组织呈现温度增高等炎性反应。合并滑膜撕裂时，滑液渗出增加，初为澄清而透明，后变为橙黄而浑浊，有絮状纤维素沉着于滑膜表面，滑膜失去正常光泽。陈旧性损伤的病例，尺侧副韧带或关节囊变松弛或者钙化。

二、临床表现

（1）有明显的外伤史。

（2）肘关节处于半屈伸位，弥漫性肿胀、疼痛、功能障碍，有的出现瘀斑。在肘关节内后方和内侧副韧带附着部常有压痛点。

（3）外翻试验：尺侧肌肉韧带完全断裂时，检查可见肘关节尺侧肿胀、压痛明显，可触及肌肉断端或有下凹阶梯感，外翻尺侧疼痛加重，并有松弛开口感，外翻角度加大，即外翻试验阳性，抗阻屈腕疼痛加重。

（4）X线检查：新伤多无异常。如尺侧副韧带完全断裂，在肘关节被动外展位摄片时，可见肱尺关节内侧间隙加大。

三、治疗

（一）固定

单纯尺侧副韧带断裂可用石膏托固定 3 周。不需要手术治疗。

急性捩伤时，停止患肢活动，早期用三角巾悬吊固定，肘关节置于屈曲 90°功能位，以限制肘关节活动，固定时间约 2 周。

（二）复位按摩手法

1. 压按拿捏法

患者取坐位，术者立于患者伤肢后外侧。术者在触摸到压痛点后，用两手掌环握肘部，轻轻按压 1～2 分钟，有减轻疼痛的作用，然后施行轻度按摩拿捏手法，以患者感到舒适为度。伤后即来诊治者，宜将肘关节做一次 0～140°的被动伸屈，以达到整复微细关节错位的目的。但此法不宜反复做，尤其在恢复期，更不能做猛烈的被动伸屈，虽能拉开粘连，但也可引起血肿，导致粘连更加严重，甚至引起血肿的钙化。

（三）中药治疗

1. 早期

内服可选用血府逐瘀汤或活血止痛汤。外敷三色敷药或清营退肿膏、双柏散或一号新伤药。

2. 后期

内服可选用补筋丸或活血酒。外敷一号旧伤药或贴活络膏，并配合熏洗。

第四节　桡侧伸腕肌腱周围炎

桡侧伸腕肌腱周围炎又称捻发音肌腱周围炎或前臂伸肌腱周围炎。在运动性损伤中，桡侧伸腕肌腱周围炎多见于举重、体操等运动项目，木工和砖瓦工等也比较常见。

一、病因病理

前臂桡侧伸肌群主要有桡侧伸腕长肌、桡侧伸腕短肌、外展拇长肌和伸拇短肌。在前臂背侧中下 1/3 处，外展拇长肌和伸拇短肌从桡侧伸腕长肌、桡侧伸腕短肌的上面斜行跨过，该处没有腱鞘，仅有一层疏松的腱膜覆盖。活动时，由于伸腕肌活动频繁，又无腱鞘保护，故容易引起肌腱及其周围的劳损。在桡侧伸腕长、短肌将腕关节固定于背伸位的情况下，当用力握物或提重物时，因与外展拇长肌腱、伸拇短肌腱运动方向不一致而互相摩擦，引起肌腱及其周围筋膜的损伤。病理变化使肉眼可以看到腱旁组织水肿，有纤维改变，以及许多新生的芽生血管。病理切片可见到白细胞和浆细胞浸润。

二、临床表现

（1）患者有过度劳累史，发病急，病程短。

（2）前臂中下段之背桡侧肿胀、疼痛、灼热、压痛，腕部活动受限。

（3）检查：用拇指按住肿痛处，嘱患者握拳并做腕关节伸屈时，即可感觉到捻发感。症状轻者，不易查出。

三、治疗

（一）固定

用两块硬纸板或夹板固定腕关节1～2周，待捻发感消失后，去除外固定逐步恢复工作。

（二）推拿按摩

一般说来，急性期不宜用推拿按摩手法。肿胀消退后，可用揉、揉捏和推压的手法，手法宜轻。

掌揉拔伸法：患者取坐位，术者与患者对面而坐。嘱患者将患肢放置于诊断桌上，涂以按摩乳后，先由远及近，顺患肢轴向进行摩揉治疗3遍。然后用掌根揉法沿患肢纵横方向各施术3遍。硬结部用左右提弹手法3遍，再行轴向顺推法5遍，最后行腕拔伸法及运摇手法各1分钟左右。

（三）中药治疗

1. 急性期

内服可选用活血祛瘀汤。外敷：黄柏、黄芩、木香、玄胡、白芷、木通、川芎、茯苓，泽泻研末，水调外敷。并用纸板或木板固定腕关节1～2周。局部贴宝珍膏，肿痛减轻时可用海桐皮汤熏洗。症状明显，肿胀严重者，做腱膜切开术，即可收效。

2. 慢性期

内服可选用劳损丸。外敷腱鞘炎散，水醋各半，加热后，调药敷患部。

第六章 手部运动性损伤的推拿按摩

第一节 腕管综合征

腕管位于腕部掌面，是由背侧的8个腕骨组成的凹面和掌侧的腕横韧带一起构成的骨性纤维管。腕管中有正中神经，拇长屈肌腱和4个手指的指屈深、指屈浅肌腱（图6-1）。腕管综合征是由于腕管中的正中神经受压，而引起以手指麻木乏力为主的症候群。近二十年来的医学实践证明，在切断松解腕横韧带后，可使症状缓解或消失。这充分说明腕管综合征是由于腕管狭窄所致，故又称"腕管狭窄症"。

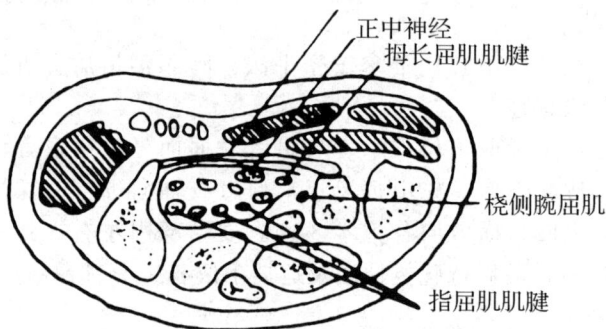

图 6-1　腕管横剖面

一、病因病理

引起腕管综合征的病因较多，主要有以下几个方面：

（1）腕部外伤，包括桡骨远端骨折、畸形愈合、月骨脱位和腕部的慢性劳损引起。

（2）举重、网球等运动项目，引起腕横韧带的增厚；或腕管内各肌腱周围组织的水肿、增厚等引起腕管内容物增大。

（3）腕管内有脂肪瘤、腱鞘囊肿等而引起腕管内容物增多。这些均可导致腕管的相对狭窄，使正中神经受到直接刺激和压迫，发生腕管综合征。有的认为，它与内分泌系统的变化有关，故见于孕妇、哺乳或绝经期的妇女。

二、临床表现

（1）部分患者无外伤史，可由慢性劳损等因素所引起。

（2）主要表现为正中神经受压症状，即第 1、2、3、4 四个手指的麻木和刺痛，或呈烧灼样痛，可向肩部或肘部放射。患手握力减弱，握物端物时，偶有突然失手的情况。典型病症是休息痛或夜间麻木疼痛，但进行甩手等活动后，手指麻木疼痛可减轻甚至消失。症状以早晨起床和夜间睡熟后更显著。在劳动后、入睡前、局部温度增高时，手指麻木和刺痛加重。气候寒冷时，患指发冷、发绀、不灵活。病程长者，常常出现大鱼际肌肉萎缩等。

（3）检查：正中神经支配区皮肤，早期感觉过敏，后期感觉迟钝。大鱼际肌肉萎缩，拇指外展肌肌力减弱，不能作对掌运动。

（4）叩击试验：医生用中指叩击腕管时，正中神经支配区有放射性触电样刺痛者，为阳性。

（5）屈腕压迫试验：医生一手固定患者前臂，另一手拇指放于患者腕管处，其余四指握腕背侧，使腕关节屈曲 90°，并用拇指压迫腕管约 1 分钟后，手指麻木疼痛加重，并向食指和中指放射，为阳性。

（6）X 线检查：有的患者可能有陈旧性桡骨远端骨折、月骨脱位或腕部骨关节炎等。

三、治疗

（一）推拿按摩

1. 按揉拔伸法

患者取坐位，术者与患者对面而坐。患者将患手伸出，掌心向上置于治疗桌上且放松。术者先用拇指点按患者大陵、合谷、劳宫、鱼际、内关等穴，以局部出现酸胀为度，每穴半分钟；再用一指禅推法在前臂至手沿心包经往返治疗 4 分钟，重点在大陵及鱼际穴治疗，用小鱼际施揉法在患者鱼际、手指掌及前臂至肘往返治疗 4 分钟，手法应先轻后重；掌揉前臂及掌指部 3 分钟；用捻法在拇指、食指、中指操作 2 分钟，拔伸腕关节 1 分钟，力量逐渐增加；在拔伸的基础上摇患侧腕关节（掌屈、背伸、外展、内收及环旋各 10 次）；最后用擦法擦腕掌指部，以局部发热为度。全部按摩完成共需 15～20 分钟。

2. 按压揉摩法

患者取坐位，术者与患者对面而坐。患者将患手伸出置于治疗桌上，术者用茴香酒等外搽局部后，按压、揉摩外关、阳溪、鱼际、合谷、劳宫等穴及痛点。然后轻轻拔伸患手，缓缓旋转、屈伸腕关节。术者左手握住腕上，右手拇、食二指捏住患手拇指末节，向远心端迅速拔伸，以发生弹响为佳。依次拔伸第 2、3、4 指，以上手法一日一次。

3. 推摇揉擦法

患者取坐位，术者与患者对面而坐。术者用拇指点按劳宫、合谷、鱼际、内关、间使、曲泽等穴。在前臂至手沿手厥阴心包经往返用一指禅推法，重点在腕管及大鱼际处，手法宜先轻后重。再用摇法揉腕关节及指关节，最后用擦法擦腕关节。

（二）针灸治疗

取阳溪、外关、合谷、劳宫等穴，得气后留针 15 分钟，每日或隔日一次。

（三）中药治疗

治宜祛风通络，内服大活络丹，一次 6 克，一日 2～3 次。外贴宝珍膏或万应膏，并用八仙逍遥汤熏洗患手。外敷软坚散，用热醋调匀敷患处，或用软坚药水湿敷患部。

如果症状严重，用非手术疗法治疗效果不明显的患者，可采取手术疗法，切断腕横韧带，松解腕管，解除对正中神经的压迫。另外，配合封闭疗法，加强功能锻炼和预防。

第二节　桡骨茎突部狭窄性腱鞘炎

桡骨茎突部狭窄性腱鞘炎又称伸拇短肌和外展拇长肌狭窄性腱鞘炎。桡骨茎突部有伸拇短肌腱和外展拇长肌腱的共同腱鞘。在日常的劳动生活中，拇指的对掌和伸屈动作较多，使拇指的外展肌和伸肌不断收缩，导致该部位发生狭窄性腱鞘炎。本病在运动性损伤中，多见于体操的鞍马、小口径步枪的托枪姿势和举重运动项目，以及家庭妇女、哺乳期女性、电脑录入员等以手腕部劳动为主的人员。

一、病因病理

（1）手腕部过度劳累，拇指经常做内收、外展运动，以及腕关节活动过速时，常常使肌腱、腱鞘与管腔间产生摩擦，反复地机械刺激，早期可使腱鞘发生无菌性炎症反应。

（2）由于长期单一的工作姿势，形成慢性劳损，如再感受寒冷刺激而引起桡骨茎突部位微循环障碍，导致腱鞘内反复的损伤性炎症、渗出、水肿，继而出现腱鞘变性增厚，周围组织粘连，使狭窄的腱鞘变得更加狭窄，导致腱鞘内的肌腱活动障碍，肌腱变细，亦可发生变性、变形、成梭形或葫芦形膨大。肌腱受压后，鞘内的张力增加，导致本病的发生。

二、临床表现

（1）有慢性劳损病史。多数发病缓慢。也有因过度劳累而起病较快的。

（2）初起时自觉腕部桡侧疼痛，活动受限制，提物乏力，尤其不能做提热水瓶、倒水等动作。早期仅有桡骨茎突部酸痛、轻度压痛，疼痛逐渐加重，疼痛可向肩、肘部和全手放射，引起拇指及腕部运动障碍。患侧桡骨茎突处有隆起，或有结节。在桡骨茎突及第一掌骨基底部之间有压痛。

（3）检查：桡骨茎突轻度肿胀，压痛明显，皮下有黄豆或绿豆状大小的结节，质硬与软骨相似。病情严重者，拇指外展和背伸时，能听到摩擦音。个别病例有弹响。（图6-2）

（4）屈拇握拳尺偏试验：患者拇指屈曲，其余四指包住拇指握拳，腕部尺侧偏，疼痛加剧者为阳性，即可诊断为本病。（图6-3）

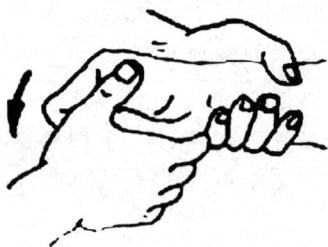

图6-2　桡骨茎突腱鞘炎检查法　　　　图6-3　屈拇握拳尺偏试验

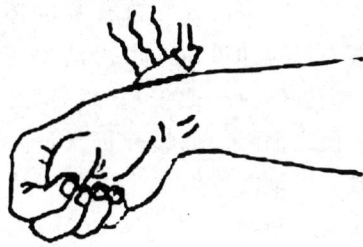

三、治疗

（一）推拿按摩

1. 推擦揉滚法

患者取坐位，术者坐或立于患者对面。术者一手托患肢腕部，另一手拇指在前臂背侧和桡骨茎突做推、擦、揉、滚等手法（图6-4）。3～5分钟后，再用拇指指腹的外侧按揉患侧的曲池、手三里、外关、合谷和阿是穴，并弹拨肌腱4～5次。继之用一手握患肢前臂，另一手握于手部，在轻度拔伸下作腕关节的旋转及伸屈活动数次。最后，用轻手法按揉患处。理筋手法可每日或隔日一次。

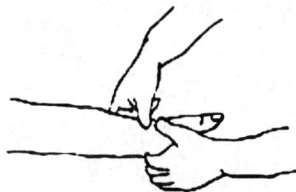

图6-4　推揉桡侧

2. 点按摩揉法

患者取坐位，术者坐或立于患者对面。术者首先点按患肢手三里、合谷、阳溪等穴以疏通经脉。然后，施用分筋手法用拇指按桡骨茎突部位，以解除粘连。再则，用揉捻法舒筋活血。接下来，术者一手掌对握着患者手掌，另一手固定患者的腕部，作拉腕尺偏数次后，在牵引下把腕关节作逆时针的环旋抖10余次。

3. 滚揉推搓法

患者取坐位，术者坐或立于患者对面。术者首先在患处摩揉 1 分钟，再在患处自上而下用滚法约 3～5 遍。依次点压手三里、偏历、阳溪、合谷穴各30 秒。用拇指重揉桡骨茎突及其上下方约 1 分钟（以患者能忍受为度）。术者一手握住患腕，另一手握患侧手指作对抗牵引，同时使患腕掌屈、背伸、尺偏及旋转活动。自上而下推理患处肌腱 1 分钟，并配合关节活动。最后在患处用搓法，以透热为度。

4. 推揉击打法

患者取坐位，术者坐或立于患者对面。术者与患者交谈，使患者处于舒适放松的状态，分散对伤部疼痛的注意力。术者双手握患者腕部，双拇指从囊肿远端向近端即沿血液淋巴液回流方向推揉数次，使囊肿消除。如用推揉法之后，囊肿不消失或仅消除一部分，术者双手拇指重叠压于囊肿之上，用推压之力使之消除。如囊肿仍未消除或仅消除一部分，则术者一手握住患者腕部或放于较硬的物体之上，另一手半握拳，用尺侧小鱼际部突然击打于囊肿处，使囊肿消除。

5. 揉按疏通法

患者取坐位，术者坐或立于患者对面。术者首先轻轻按摩桡骨茎突处，至局部发热为度。再一手握患者手部，另一手握患者前臂，将患者关节缓慢掌屈、背伸、桡偏、尺偏数次，以舒筋活络，松解粘连。然后，反复用大拇指用力揉按合谷、手三里及阳溪穴以疏通经脉。

（二）针灸治疗

以阳溪为主穴，配合谷、曲池、手三里、列缺、外关等穴，得气后留针15 分钟，隔日一次。

（三）中药治疗

治宜以调养气血、舒筋活络为主，内服桂枝汤加当归、首乌、灵仙等。或活血祛瘀汤，水煎，温服，一日一剂，一日 3 次。外敷消结散，水醋各半调匀成糊状，贴敷患部。或外用海桐皮汤熏洗。

第三节　腕部腱鞘囊肿

腱鞘囊肿是发生于关节或腱鞘内的囊性肿物，内含有无色透明或呈微白色或淡黄色的浓稠黏液。腕部腱鞘囊肿位于桡侧屈腕肌腱与外展拇长肌腱之间。以青壮年和中年多见，女多于男。好发于腕背侧，其次为腕部掌面桡侧。在运动性损伤中，多见于篮球、体操等运动项目。

一、病因病理

现代医学认为，腱鞘是指人体某些肌腱外面包裹着的纤维组织。在生理情况下，腱鞘（此处特指手部）除保证肌腱有效滑动外，还能分泌少量滑液营养肌腱，维持手指的正常功能。

（1）腕部腱鞘囊肿是由于滑液由关节囊或腱鞘内向外渗出而形成的疝状物，或是结缔组织内局部胶样变性等因素所致。多为慢性劳损所致，偶尔发现一囊性肿块，且逐渐增大，少数发病与外伤有关。

（2）在运动性损伤中，多为直接暴力挫伤或肌腱在腱鞘内反复过度摩擦而发生。腱鞘囊肿多附着于关节囊上或腱鞘内，可与关节腔、腱鞘沟通，分为单房性和多房性两种。

二、临床表现

（1）发病缓慢，病程较长，与慢性劳损有关。

（2）偶然发现腕部有肿块，呈圆形或椭圆形，高出皮面，但与皮肤不相连，初起质软，触诊有轻微囊性波动感，逐渐长大，有一定弹性，一般可以移动，表面光滑，皮色不变，有轻微压痛或无压痛，常有酸胀不适，对肢体活动亦无明显影响，日久则逐渐变硬。

（3）X线检查：无异常发现。

三、治疗

从临床来看，部分腱鞘囊肿，在生长一定阶段后可自行消失，不再复发。若囊肿较小，又无症状，且不影响外观者，可不做处理。多数腱鞘囊肿可持续增大或存在，应予以治疗。

（一）推拿按摩

1. 按揉挤压法

患者取坐位，术者坐或立于患者对面。发病初期，腱鞘囊肿较小，囊壁薄者，可用拇指按压，使囊肿破裂。如囊肿在腕背部，尽量将手腕掌屈，使囊肿更为高突和固定，术者用拇指、食指捏住囊肿，稍微向两侧活动1～2分钟，然后用双手拇指重叠将囊肿向一个方向用力挤压，听到"咯吱"的撕裂声，迫使囊壁破裂，使囊内黏液被挤出，散入皮下，肿块即消失，然后用拇指揉按患处以散肿活血，再用绷带加压包扎1～2天（图6-5）。

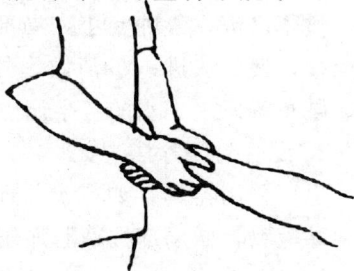

图 6-5　腱鞘囊肿按压法

2. 按揉扣紧法

患者取坐位，术者坐或立于患者对面。患者腕背朝上，术者双手分握患腕两侧，双拇指探明囊肿，先在囊肿局部按揉，以局部稍微充血为度，然后屈曲拇指，深压于囊肿，并扣紧使之不滑动，在这种挤压状态下摇腕片刻，可感觉指下空沉，并发出咕噜响声，继而肿物迅速变小，直至消失。而后继续采用揉、按压手法治疗1周。每日治疗1次，每次约20分钟。

3. 按压击打法

患者取坐位，术者坐或立于患者对面。让患者放松，分散其注意力，消除紧张情绪，配合治疗。术者双手拿住患者腕部，双拇指交替揉推囊肿处，由近端向远端推揉。然后，双拇指重叠按压囊肿处，缓缓用力由轻到重。使用按压手法后，如囊肿未消除或仅消除一部分，则施用叩击法，用尺侧拳眼部击打囊肿处数次。然后用推法消除囊肿。

4. 按摩揉搓法

患者取坐位，术者坐或立于患者对面。术者在囊肿局部用柔和的按、揉、搓法，使局部充血红润为度。然后，一手握住关节的远端，并用拇指按住囊肿，两手相对用力拔伸。同时，按住囊肿的拇指用力沿肌腱方向按压挤碎囊肿，并配合关节各部位的被动活动。施用手法后，可用加压绷带加压包扎患部。

（二）针灸治疗

囊壁较厚的肿块，囊内容物张力不大，压不破者，用三棱针刺入肿块，起针后在肿块四周加以挤压，可使囊肿内容物挤入皮下，部分胶状黏液可从针孔中挤出，然后用消毒敷料加压包扎，可减少复发。或先针刺后拔罐，即先用毫针从囊肿顶端刺入，穿过基底部囊壁，出针后拔罐，以吸出少许黏液为度（约20分钟）。

（三）中药治疗

1. 外治

囊壁已破，囊肿变小，局部仍较肥厚者，可搽擦茴香酒或展筋丹。或贴万应膏，使肿块进一步消散。外敷：黄柏、白蔹、白及、山豆根、红花、海藻、昆布等研末，水醋各半调敷，加压包扎。

2. 配合封闭疗法

也可采用器具（如弯盘、叩诊锤等）快速敲击肿块，击破囊壁，再挤出囊内黏液物，做局部按摩后加压包扎1～2天。

如经以上疗法治疗无效或复发者，需手术切除囊肿。为了使手术视野清楚，宜上止血带。手术时，应将囊肿蒂和基底部的病变组织彻底切除，并把附近正常腱鞘和韧带做部分切除，以免复发。

第四节　屈指肌腱腱鞘炎

屈指肌腱腱鞘炎又称"弹响指""扳机指"。在长期的运动或劳动中，反复抓持重物，导致肌腱与腱鞘频繁地摩擦而引起屈指肌腱腱鞘炎。在运动性损伤中，多见于体操、举重和中国式摔跤等运动项目，亦可见于纺织工、包装工、裁剪及熨烫工等。女性多于男性，以中老年人多见。拇、中、环指发病率高。多发于拇指，亦有单发于第 2、3 指，少数患者为多个手指同时发病。

一、病因病理

由于手指反复屈伸，使屈肌腱与骨性纤维经常摩擦，或长期用力握持硬物，使骨性纤维管受硬物与掌骨头的挤压而发生腱鞘肥厚，无弹性，且紧紧包压肌腱并有浆液渗出，肌腱与腱鞘之间有轻度粘连。肌腱表面粗糙无光，有时在腱鞘狭窄部变细，其两端出现水肿肥厚。肌腱和腱鞘均呈慢性炎症。屈指时，肌腱膨大部分通过狭窄的纤维管，便出现手指的弹跳动作。

二、临床表现

（1）有不同程度腕部伸屈劳损史。发病缓，病程长。

（2）主要表现为前臂远端桡背侧疼痛，伸腕乏力，活动腕关节后疼痛加剧。一周后局部肿胀消退，但仍可触及捻发音。初起患指不能伸屈，手指不灵活，掌指关节部掌侧酸痛不适、压痛，用力伸屈时疼痛，并出现弹跳动作。

（3）弹响指检查法：术者拇指放于患手掌指关节掌面，其余各指置于背侧，嘱患者屈伸患指，能清楚地触到或听到弹响。

（4）X 线摄片一般正常。

三、治疗

急性期或病程在一个月以内的患者，应暂停手腕部的专项练习，可采用局部固定制动。固定解除后，可进行缓慢无负荷的手指、手腕屈伸运动。待症状消失后逐步增加手腕专项训练。

（一）推拿按摩

患者取坐位，术者坐在患者对面。术者左手托住患手腕，右拇指在结节部做按压、横向推动、纵向推按等动作，最后握住患指末节向远端迅速拉开，如有弹响声则效果较好。每日或隔日 1 次。

（二）针灸治疗

针刺结节部和周围痛点，隔日一次。

（三）中药治疗

腱鞘炎散，用水醋各半调匀，外敷患部。

另外，可配合封闭疗法、挑割治疗。严重病例经上述治疗无效时，可考虑手术切除鞘管增厚部分，效果良好。

第五节　手指关节扭挫伤

手指关节扭挫伤指的是手指间关节两侧的副韧带损伤，多见于青壮年。当手指受到撞击压轧，或间接暴力使手指过度背伸、掌屈和扭转等因素，均可导致手指关节扭挫伤。指间关节受到沿手指纵轴方向暴力冲击引起的损伤，称为挫伤；指间关节受侧向的冲击引起的损伤，称为扭伤。在运动性损伤中，多见于篮球、排球、手球和水球等运动项目。

一、病因病理

（1）手指间关节扭挫伤多因手指受到侧向外力冲击，使手指发生侧屈，或在外力的作用下，导致手指过伸，即可引起指间关节或掌指关节两侧副韧带、关节囊的损伤，严重时发生韧带断裂、撕脱骨折或关节脱位。

（2）暴力的冲击可以造成一侧或两侧副韧带或关节囊的挫伤或牵拉、撕裂，也可使关节囊发生撕裂，有时引起指间关节半脱位，或伴有一侧撕脱性骨折。由于杠杆作用原理，其损伤的部位多数发生于近端指间关节。临床上，多见于第一掌指关节和其他各指的近侧指间关节。

二、临床表现

（1）有明显受伤史。

（2）疼痛。

轻度扭挫伤：疼痛、红肿及功能障碍等；中度扭挫伤：疼痛剧烈，并有明显压痛，关节肿胀及功能障碍，有时有轻度侧偏畸形，手指突向伤侧。

（3）X线检查。

少数病例可显示指骨基底部的撕脱骨折。

三、治疗

（一）固定

先冷敷，后外敷，再进行固定。急性损伤后，应立即冷敷，然后局部外敷新伤药并予以固定。指间关节韧带扭挫伤时，应将伤指与邻近健指做环形胶布固定，这样健指起夹板作用（图6-6）。但拇指、小指尺侧和食指桡侧韧带损伤时须用夹板固定2～3周。

有侧弯畸形者，初期可用铝板、塑料夹板或硬纸板固定于功能位2～3周，3周后解除固定。指关节挫伤，不宜做局部按摩，以免因过多刺激引起局部组织增厚，形成梭形肿胀，影响指关节的活动。

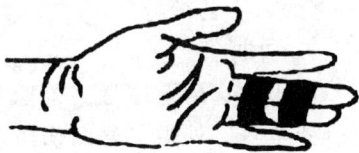

图6-6　指间关节韧带
挫伤时胶布固定法

（二）推拿按摩

1. 轻揉患指法

患者取坐位，术者坐在患者对面。术者一手托起患掌，另一手拇、食指捏住患指两侧，自上而下缓和地轻揉患指的两侧，之后再自上而下揉患指的腹背部。两侧和腹背各揉5～10遍。

2. 拔拉患指法

患者取坐位，术者坐在患者对面。术者一手托起患掌，另一手拇、食指挟持住患指的末节指骨，并缓缓用力拔拉（切忌扭转）（图6-7），可使局部关节活动范围增大。

3. 屈伸患指法

患者取坐位，术者坐在患者对面。术者一手托住患掌，另一手用拇指和食指捏住患指末端处，并做屈伸运动。反复5～10遍。

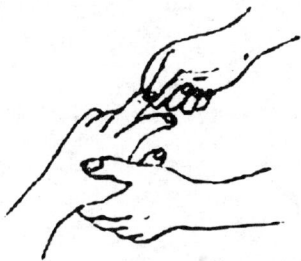

图6-7　拔拉患指

4. 贴按患指法

患者取坐位，术者坐在患者对面。术者用米粒大小、三角形的木质物置于患者损伤的指间关节背部正中，并用橡皮膏固定。嘱患者每天自行按揉2～3次，每次1～3分钟，此法疗效较好。

伴有侧副韧带损伤者，应用橡皮膏将患指与相邻手指一起固定，以避免重复损伤。

（三）手法复位

并发关节脱位者可立即用手法复位。患者取坐位，术者坐在患者对面。术者一手的拇指和食指捏住伤者患指远端。先做畸形方向的牵拉，另一手的拇指向远侧推压伤指的近端，双手的动作要协调配合以矫正移位，然后使该关节屈曲即可复位。复位后固定2周。急性期过后可配合按摩、中药熏洗治疗。

（四）中药治疗

1. 初期

内服可选用七厘散。外敷新伤药水，绷带包扎固定。肿痛减轻后，内服正骨紫金丹。外敷二号旧伤药。

2. 中后期

用海桐皮汤煎水熏洗。

另外，要加强功能锻炼和预防。

第七章　骨盆与股部运动性损伤的推拿按摩

第一节　股骨头骨软骨炎

股骨头骨软骨炎又称股骨头无菌性坏死、股骨头骨骺炎、潘西氏病等。大多发生于 3～10 岁、活动量很大的儿童，男多于女，多数为单侧，少数为双侧。股骨头骨骺炎是由于损伤或髋关节过度跑跳劳累而反复多次地造成损伤，导致髋关节供血障碍，出现髋部疼痛与跛行的病变。后期易形成扁平髋等。

一、病因病理

（1）外伤是导致股骨头骨软骨炎的主要原因。外伤使股骨头骨骺的部分血管闭塞，血液供应障碍，股骨头骨骺逐渐发生坏死，骨质密度加大。以后坏死的骨骺被吸收，骨小梁受到破坏，骨骺失去正常的密度，由于身体重力作用，塌陷变为扁平。

（2）少年儿童特别爱好活动，在活动中经常从高处往低处跳下，身体重力与地面反作用力交会于股骨头骨骺，或者在跑跳时多次摔倒，髋部外侧着地，撞击股骨头骨骺，导致股骨头骨软骨炎。

二、临床表现

（1）发病缓，病程长。

（2）初期症状和体征不明显，可出现髋部或膝部轻微疼痛，轻度跛行，短距离步行不明显，以长时间行走及活动后明显。活动后疼痛加重，休息后缓解。大腿及臀部肌肉萎缩，但全身症状不明显。随着病变发展，跛行加重。在骨骺修复期，症状逐渐减轻，甚至完全消失。

（3）检查：病侧臀部与大腿肌肉萎缩，肢体缩短，呈轻度屈曲及内收畸形。髋关节外展与旋转受限，严重者各个方向活动均有障碍。修复期症状逐渐缓解，以至完全消失，有的经治疗后关节活动大部恢复，有的遗留外展和旋转受限，患肢轻度短缩，大转子明显上移。

（4）X 线检查：最初照片可能是阴性，如果怀疑本病，应多次照片复查。

早期：初期表现为软组织肿胀，关节囊阴影扩大，关节间隙增宽，股骨头中心骨质轻度致密，股骨颈上端骨质疏松。

活动期：股骨头骨质普遍致密，明显变扁。以后骨质密度逐渐不均匀，有囊状间隙或呈"碎裂"现象，股骨颈略变粗短。

恢复期：股骨头骨质密度逐渐恢复正常，有的股骨头、股骨颈形态恢复正常或接近正常；有的股骨头变扁，股骨颈短而粗，形如蘑菇状，髋关节发生半脱位。X线表现如图 7-1。

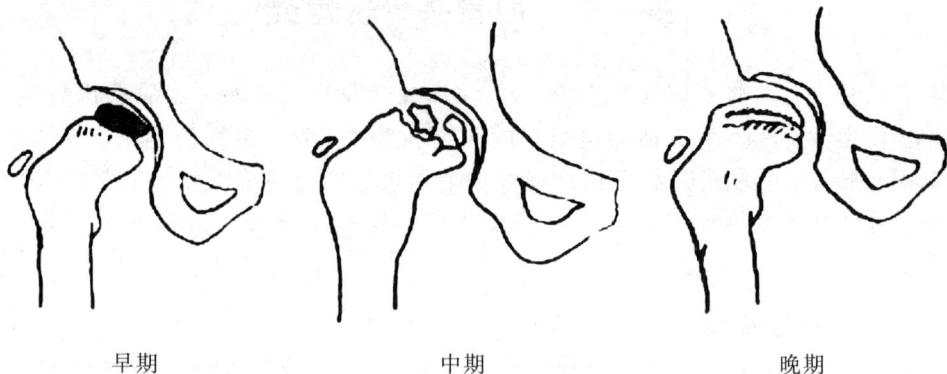

| 早期 | 中期 | 晚期 |

图 7-1 股骨头骨软骨炎

三、治疗

（一）固定

早期采取有效而长时间的固定，严禁患肢负重，效果良好。一般 2～3 个月后跛行可以明显好转，严重者亦可减轻。症状好转后，坚持 3～6 个月患肢不负重，多数患者可愈。急性期皮肤牵引 4～6 周，能缓解疼痛和肌肉痉挛，减轻关节内压力，防止股骨头变形。以后包髋人字石膏固定，每隔 3 个月更换一次，直至愈合为止。对于病程长，医患合作差，疗效不显著的患者，可做胶布皮肤牵引或外展夹板固定。

（二）推拿按摩

常用揉、揉捏、搓等手法，大面积按摩患肢及臀部。每次按摩不少于 10～20 分钟，可以促进血液循环，防止肌肉萎缩，有利于组织修复。指针环跳、风市、梁丘、足三里、悬钟等穴。

（三）中药治疗

1. 急性期

内服可选用复元活血汤。外敷：红花、当归、川芎、赤芍、牛膝、延胡索、木香、地榆和甘松等研末，水调匀外敷。

2. 慢性期

内服可选用补肾壮阳汤。外敷：当归、血藤、丹参、牛膝、续断、骨碎补、首乌、儿茶、千年健、羌活、独活等研末，水调匀外敷。

第二节 股内收肌拉伤

股内收肌损伤多见于骑马运动，故又名骑士扭伤。在运动性损伤中，股内收肌拉伤多见于武术、跳高、跨栏、足球、体操、羽毛球和短跑等运动项目以及舞蹈与杂技工作者。

一、病因与病理

股内收肌群包括股薄肌、耻骨肌、长收肌、短收肌和大收肌，其功能是完成大腿内收。在运动中，内收肌突然剧烈收缩或受到很大的牵扯力量，超过了肌纤维的弹性限度，导致内收肌拉伤。包括有肌腱止点伤、内收肌肌腹和肌腱部的扭伤。损伤分为肌纤维部分撕裂与完全断裂。撕裂常发生在肌腹、肌腹与肌腱交界处、肌肉附着处。伤处出血，血肿机化，逐渐形成骨化性肌炎。

二、临床表现

（1）有明显的外伤史。

（2）症状一般很典型，伤后大腿内侧疼痛，内收无力，足不敢着地，患肢呈髋、膝关节半屈曲姿势，跛行。大腿不敢做内收与外展动作。

（3）检查：肌肉撕裂的主要症状有股内侧肿胀，皮下瘀斑，压痛，有时在断裂的部分可以触到凹陷。

三、治疗

（一）固定

用弹力粘膏带进行固定，然后包扎。本法疗效较好，并可做日常活动。但两条腿用力内收时则出现疼痛。4～6周可完全恢复。

（二）推拿按摩

1. 揉捏提弹法

患者取坐位，术者坐或立于患者对面。术者外擦舒活酒，做局部按摩，手法为揉、揉捏、推压等。肌肉发硬者，重手法提、弹。指针血海、风市、髀关等穴。

2. 掌揉点按法

患者取仰卧位，术者立于患者患侧。拉伤时，即时采用冷水或冰块局部冷敷10分钟后，在股四头肌腱压痛最明显处，局部常规消毒，注射当归或川芎注射液。休息半小时后，行推拿治疗。在股四头肌腔及四周采用掌揉法，在痛点用拇指点按法等。使用上述手法后，用拍法善后。

3. 揉按推滚法

患者取仰卧位，术者立于患侧。术者掌揉股四头肌及四周，用力宜轻，施术时间约 3 分钟。然后，术者用活血药酒，以拇指点按、推痛点，力度适中，约 3 分钟。再在痛点部施以滚法，时间约 3 分钟。最后用掌揉或指揉法和拍法善后。

4. 点穴拨挤法

患者取仰卧位，术者立于患侧。术者在伤处周围局部取穴，再按损伤所涉及经脉循经取穴，使用点穴手法。按损伤肌肉的结构，在损伤部位施以按、拨、挤、推等手法。局部外敷损伤药膏。如果运动员需要继续参加比赛，则局部配合绷带加压包扎。

（三）针灸疗法

常用穴为阿是、髀关、血海、伏兔、阴陵泉、足三里、三阴交等穴。

（四）中药治疗

1. 初期

内服可选用血府逐瘀汤。外敷：黄柏、延胡索、木香、白芷、木通、五灵脂、大黄、牛膝、红花、三七等研末，用陈年老醋调匀外敷。

2. 中后期

内服可选用强筋丸。外敷：当归、黄芪、血藤、红花、血竭、儿茶、白及、续断、五加皮、千年健、秦艽等研末，用陈年老醋调匀外敷。

如果是股内收肌完全断裂者，应手术缝合。

第三节　腘绳肌拉伤

腘绳肌包括半腱肌、半膜肌、股二头肌，是全身最长的双关节肌。其主要功能是屈小腿，在膝关节伸直状态下伸髋，在膝关节屈曲位时半腱肌及半膜肌可使小腿内旋，股二头肌使小腿外旋。在运动性损伤中，腘绳肌拉伤多见于跨栏、跳远、跑步、武术和羽毛球等运动项目。损伤后对运动员的踏跳、摆腿及后蹬技术有较大影响。

一、病因病理

生理情况下，股后肌群的力量弱、韧性差，腘绳肌股后肌群的力量约为股四头肌的 1/2。

（1）当缺乏专门训练，肌力不强，在超量负荷时就容易受伤；或没有做好充分的准备活动时，用暴力牵拉肌肉造成损伤。

（2）空气湿度大，肌肉容易疲劳；或天气寒冷，气温过低，肌肉未活动开，发生僵硬等原因均容易导致腘绳肌拉伤。

（3）场地不标准，跑道硬度不当，也是导致腘绳肌拉伤的原因。

腘绳肌拉伤是指半腱肌、半膜肌、股二头肌的损伤。局部肿胀因血管损伤程度而异。重者出血较多，形成大血肿，大腿迅速肿胀，不久皮肤出现瘀斑。发病分为主动拉伤和被动拉伤两种。

1. 主动拉伤

在运动中腘绳肌强烈收缩引起的拉伤。伤部多在肌腹或其与远端腱的结合部。最常见的损伤项目是 100 米跑，运动员起跑后至 15～30 米或 60～70 米用力加速，后蹬腿时最易受伤。其次是跳远，运动员助跑至 2.5 米，踏跳后蹬用力时，腘绳肌剧烈收缩，屈膝蹬地，地面强大的反作用力作用于腿，加上股四头肌猛烈收缩伸膝，使腘绳肌受到拉伤。

2. 被动拉伤

当运动员训练肌肉的韧性进行"拉肌肉"（如"压腿"和"劈叉"），或跨栏运动员过栏时摆动腿前伸再突然弯腰，或短跑屈膝向前"摆腿"时，都易被动地拉伤该组肌肉。如果没有按顺序做准备活动，或准备活动不充分，易使腘绳肌拉伤。

二、临床表现

（1）有急性拉伤的病史。伤前运动员有腘绳肌大腿后侧肌群发紧或疼痛。

（2）主要症状和体征是疼痛，伴肿胀、压痛、断裂音、抗阻痛及收缩畸形等。急性损伤的疼痛与伤情轻重密切相关。病情轻者，休息时不出现疼痛，只在重复损伤动作时疼痛。病情重者，走路时疼痛，并有跛行。

（3）肌张力检查：患者平卧，小腿垫高，膝关节呈半屈曲位，检查者用双手触摸腘绳肌的张力，并作双侧对比，如张力明显减退或消失，则说明肌肉已大部分断裂，甚至完全断裂。

（4）屈膝抗阻力试验：仰卧、俯卧均可检查，出现疼痛者为阳性。

（5）肌肉长度检查：测量直腿抬高的高度。由于肌肉挛缩，肌肉长度缩短的缘故。这对需要肌肉韧性项目的运动员影响较大。

三、治疗

（一）包扎

1. 急性期

伤后立即加压包扎，冷敷 4～6 小时，抬高患肢休息。损伤较轻者，24 小时后可用轻按摩手法，也可用理疗（如蜡疗、间动电疗和超短波等），对压痛点进行针刺和封闭治疗。损伤较重者，出现部分断裂和完全断裂，需尽早手术缝合。

2. 慢性期

主要采用按摩和理疗等方法，也可用封闭疗法。严重影响训练的，可考虑手术疗法。

（二）推拿按摩

1. 抚摩揉捏法

患者取俯卧位，术者立于患侧。肿胀消退后，术者在大腿后侧外擦舒活酒做表面抚摩，大面积揉、揉捏、掌侧击、推压等。腘绳肌发硬者，重用提、弹手法。指针血海、风市、髀关等穴。若发硬兼紧张者，在用重手法提弹的基础上，指针健骑、股角、殷门等穴。

2. 滚压弹拨法

患者取俯卧位，术者立于患侧。术者先用滚法在腘窝处滚 3 分钟后，再用右手手指按压腘肌找到压痛点，在压痛点处行点揉弹拨，弹拨方向与腘肌纤维方向垂直，且由外下向内上点揉，用力均匀，持续 3 分钟左右。弹拨后，顺着腘肌纤维方向，用理筋手法按抚腘肌一遍。

3. 弹拨按揉法

患者取俯卧位，术者立于患侧。术者用右手食、中指指腹，先与腘肌走行方向垂直，由内向外按压、弹拨腘肌 2～3 分钟，力量由轻渐重，然后改与腘肌纤维平行方向，自内向外上揉按舒顺腘肌 3～5 次，再用拇指尖点按、揉压承筋、承山、跗阳、昆仑穴各半分钟。然后术者双手握住患侧踝关节，向下牵拉小腿反复进行 2～3 分钟，同时做小腿旋转运动。手法隔日 1 次。

4. 推滚弹拨法

患者取俯卧位，术者立于患侧。术者先在腘窝中点下方三横指处找到压痛点，自外向下斜向内上方进行推滚弹拨，每天施术 2～3 次，每次 3～5 分钟。按摩时用力由轻到重，逐渐加大。同时配合膝关节的过伸和小腿的旋转，使痉挛的腘肌松弛。

（三）中药治疗

1. 初期

内服可选用血府逐瘀汤或桃红四物汤。外敷三色敷药或清营退肿膏、双柏散或一号新伤药。

2. 中后期

内服可选用强筋丸或活血酒。外敷二号旧伤药或贴活络膏，并配合熏洗。硬结不散者，配合外敷：将南星、川乌、草乌、半夏、昆布、海藻、地龙、木瓜等研末，用陈年老醋调匀外敷。或加红外线照射。

第四节　股四头肌挫伤

股四头肌包括股直肌、股内侧肌、股外侧肌和股中间肌，后三块肌肉起于股骨干，位于大腿前部，是全身最大的肌肉，在大腿表面占有较大面积。在运动中，股四头肌容易受到外力冲撞导致挫伤。在运动性损伤中，多见于足球、篮球、摔跤和体操等运动项目。体力劳动者常因重物撞击导致股四头肌挫伤。

一、病因病理

股四头肌挫伤是由直接暴力撞击，股四头肌猛烈收缩或被过度牵拉所致。如足球比赛时，运动员的大腿前侧被他人用足球鞋踢伤。篮球运动员跳起抢球落地时，膝部顶撞对方大腿前面，可使股四头肌挫伤。举重运动员抓举失败，杠铃落下砸在大腿上，亦可致伤。股四头肌挫伤后，可引起皮下出血形成瘀斑，并导致股四头肌伸膝功能受限。轻度挫伤，肌肉内出血或有小的血肿，经治疗可以吸收。重度挫伤，组织广泛出血，血肿较大，血肿机化或钙化，晚期多发生骨化性肌炎。

二、临床表现

（1）疼痛明显，局部发硬，行走困难，有麻木感，肿胀逐渐加重，膝关节屈伸功能受限。根据受伤程度和症状轻重的不同，可分为轻度、中度与重度三种类型。

轻度挫伤：压痛局限，膝可屈曲到90°，轻度跛行。

中度挫伤：局部肿胀明显，可触及肿块，膝不能屈曲到90°，上楼或站起时有疼痛感，跛行。

重度挫伤：肿胀广泛，膝不能屈曲到135°，疼痛剧烈，必须依靠拐杖才能行走，有时膝关节有积液，明显跛行。

（2）检查：皮下有瘀斑，局部剧烈压痛。血肿较大者，触摸有波动感。股四头肌抗阻力伸膝试验阳性。

（3）X线检查：一般为阴性。血肿大者，晚期可有钙化阴影。

三、治疗

（一）按摩治疗

1. 揉推搓掐法

患者取俯卧位，术者立于患侧。术者外擦舒活酒，做表面抚摩及揉捏，用拇指指腹刺激阿是穴，强度大小以患者能耐受为度。然后在伤部周围做表面轻度揉、推压、搓和掌侧击等手法。配合经穴按摩，用掐法，取风市、阴陵泉、阳陵泉等穴，每次选用2~3穴。

2. 掌揉点按法

患者取俯卧位，术者立于患侧。术者先在局部用冷水或冰块局部冷敷10分钟后，找准股四头肌腱压痛点，局部常规消毒，注射当归或川芎注射液。休息半小时后，在股四头肌及四周采用掌揉法，在痛点用拇指点按，最后用拍法善后。

（二）中药治疗

1. 轻度挫伤

（1）初期

内服可选用血府逐瘀汤或桃红四物汤。外敷可选用三色敷药、清营退肿膏、双柏散或一号新伤药等。

（2）中后期

内服可选用强筋丸或活血酒。外敷二号旧伤药或贴活络膏，并配合熏洗。硬结不散者，配合外敷：将南星、川乌、草乌、半夏、昆布、海藻、地龙、木瓜等研末，用陈年老醋调匀外敷。或加红外线照射。

2. 中重度挫伤

伤后立即冷敷或使用冰袋降温，抬高患肢，停止运动，加压包扎。不可热疗、按摩。同时禁止膝关节做屈伸活动。内服桃红四物汤或活血止痛汤，水煎，温服，一日一剂，一日3次。肿痛减轻后，外敷二号新伤药。

另外，可以配合封闭疗法。要加强功能锻炼和预防。

第八章　膝部运动性损伤的推拿按摩

第一节　髌骨劳损

髌骨劳损是指髌骨软骨软化症和髌骨张腱末端病，这两种损伤发病原理基本相同，且症状相似，是较常见的慢性膝关节疾患。由于这两种损伤可单独发病，也可同时发病，并且损伤原理基本相同，症状也有相似之处，所以将两者合并叙述。在运动性损伤中，多见于篮球、排球、跳跃、短跑、举重、投掷和登山等运动项目；也常见于舞蹈演员。

一、病因病理

（1）髌骨劳损的主要原因是膝关节长期反复过多的屈伸运动，髌骨长期处于直接压迫下活动，髌骨之间反复摩擦、互相撞击，致使软骨面被磨损而发病。也有因局部受到一次冲撞或牵拉致伤的。

（2）髌骨劳损还与膝部超负荷的专项训练，超出了人体的合理负担水平，以及股四头肌力量较弱，运动员急于求成而违反训练原则等因素密切相关。

髌骨软骨面退行性病变是髌骨劳损的主要病理改变，局限性软化、纤维化，甚至软骨床的骨质外露，同时股骨内外髁的对称部位也发生同样改变。与此同时，关节滑膜及髌韧带也有一定程度的充血，渗出增加等变化。

二、临床表现

（1）起病缓慢，病程较长。

（2）最初感膝部隐痛、发软、乏力，逐渐出现髌后疼痛，酸胀无力，时发时止，与运动量和劳作有一定关系。休息后减轻，劳累后加重。上楼梯困难，严重者影响步行。膝内有摩擦样疼痛，严重者走路和静坐时也痛，股四头肌可发生轻度萎缩。

（3）检查：膝部无明显肿胀，髌骨两侧之偏后部有压痛。

（4）挺髌试验，髌骨劳损者多为阳性。即患膝伸直，用拇、食二指将髌骨向远端推压，嘱患者用力收缩股四头肌，此时会引起髌骨部疼痛（伸膝位抗阻试验）。

（5）单足半蹲试验：患者患肢做蹲起动作，出现膝软、膝痛者为阳性。

（6）X线检查：早期没有明显的改变，后期在侧位片和髌骨轴位片上可见到髌骨边缘骨质增生，髌骨关节面粗糙不平、软骨下骨硬化，髌股关节间隙变窄等改变。

三、治疗

(一) 推拿按摩

1. 推摩点压法

患者取仰卧位，伸膝，术者立于患侧。术者先在小腿的上 1/3 到大腿的下 1/3 间，用推摩、捏揉、搓等手法，然后再固定髌骨，用拇指在髌骨边缘疼痛部位，用刮法并点压髌骨周围的穴位。

2. 按揉滚叩法

患者取仰卧位，屈膝，术者立于患侧。术者按揉血海、梁丘、膝眼、阳陵泉、阴陵泉及太溪等穴，以局部酸胀为度。然后，在膝关节周围及大腿下 1/3 和小腿上 1/3 处，用滚法往返施术 5 分钟，再用手掌的小鱼际擦髌骨两侧，以透热为度。接下来用食指、中指、无名指指端轻叩髌骨及其周围。随后用掌压髌骨，一按一松，反复操作 5～8 遍。一手握住踝部，一手按住髌骨，做屈伸膝关节活动 5～10 次，最后用指尖着力，相对捏住髌骨周缘，用力推动反复操作 1～3 分钟。注意尽量避免髌骨左右滑动而产生疼痛。

3. 点按穴位法

患者取坐或仰卧位，术者立于患者侧面或前面。患膝呈 90°～150° 屈曲位，术者拇指指腹点按阳关、阳陵泉、血海、阴陵泉、足三里等穴，并用双手拇指点按双侧膝眼穴。（图 8-1）

4. 推按髌骨法

患者取坐或仰卧位，术者立于患

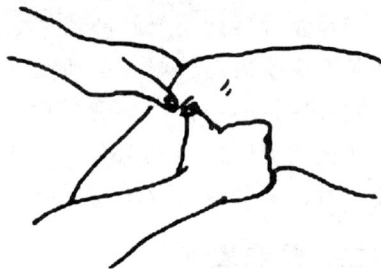

图 8-1 点按膝眼

者侧面或前面。患膝屈曲，术者双手拇指重叠，由下向上推按髌骨下缘及整个髌骨周围。用拇指指端刮髌骨周围的痛点。（图 8-2）

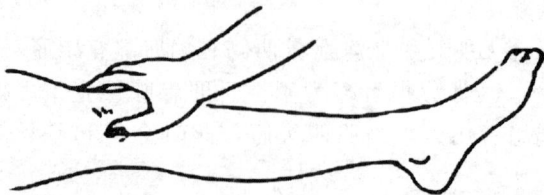

图 8-2 推按髌骨下缘

5. 一指禅推法

患者仰卧，腘窝部垫以枕头，术者坐于患侧。术者先用一指禅推法，用拇指罗纹面从髌上囊周围开始，沿小腿胫前肌群，做紧推慢移的往返推动；再用一指禅指端推法，推两侧膝眼穴及髌腱部位；最后行一指禅偏峰推法，重点施术于髌骨周围，要使拇指偏峰紧紧地吸贴在髌骨周围做推动。要求指力深透有力而不使髌骨滑动，以患者感觉局部透热为度，手法操作时间不得少于 10 分钟。（图 8-3）

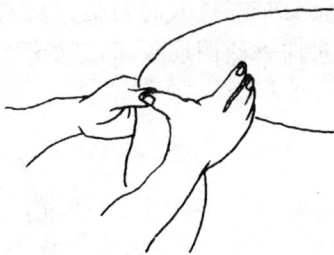

图 8-3　一指禅推法

6. 髌骨滑移法

患者仰卧伸膝，术者立于患侧。术者用双手拇指与其余四指相对拿捏股四头肌 2 分钟。关节肿胀明显者，髌骨上方多做几次揉拿法，以刺激髌上囊滑膜加速吸收功能。

7. 提拿指压法

患者取仰卧位，术者立于其身侧。术者用双手按揉大腿中下部，并用提拿法使股四头肌松弛，用同法放松小腿外侧肌群。术者用小鱼际沿髌骨周围按压，以松弛髌周组织，另用较重手法按压股外侧，指压伏兔、犊鼻、足三里等穴。

（二）中药物治疗

内服可选用小活络丹，外用熨风散作局部热熨。

如果经长期推拿按摩或其他疗法治疗效果不明显的，应考虑手术治疗。

第二节　膝关节内侧副韧带损伤

膝关节的内侧和外侧各有坚强的副韧带附着，它与关节内的十字韧带是维持膝关节稳定的重要结构。内侧副韧带起于股骨内髁结节，止于胫骨内髁，具有稳定膝关节，限制膝关节外翻、外旋的作用。如小腿突然外展、外旋或小腿固定，大腿突然内收、内旋，都将使膝关节过度外翻而损伤内侧副韧带。在运动性损伤中，多见于篮球、排球、足球、跳高、跳远和体操等运动项目。也常见于体力劳动者。

一、病因病理

当膝关节伸直或轻度屈曲时，外力致使膝关节骤然内、外翻，可引起侧副韧带的损伤。因膝关节外侧易受到外力的撞击，故膝内侧副韧带损伤较外侧副韧带损伤多见（图8-4）。如篮球运动员在半蹲位急速运球而滑倒、足球运动员带球过人时与他人对脚，都容易将膝关节内侧副韧带扭伤。又如，守门员向一侧倒地救球，跳箱落地时两腿未并拢而向一侧倾倒。膝外侧直接受

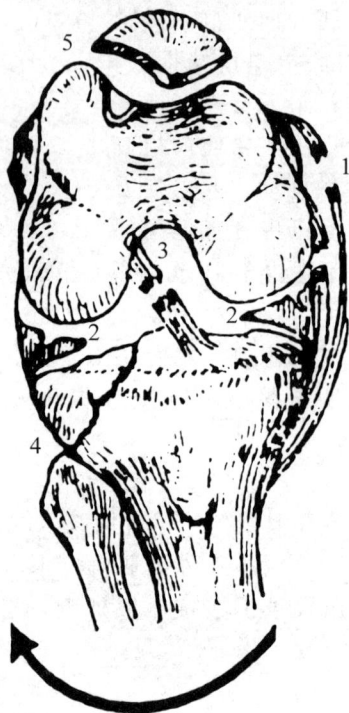

图 8-4　膝外翻扭伤（小腿外旋外展）的损伤病理示意图（联合损伤）

1. 内侧副韧带全断裂　2. 半月板损伤（内外侧均可）

3. 前十字韧带断裂　4. 胫骨外髁压缩骨折

5. 髌骨或股骨切线骨软骨骨折

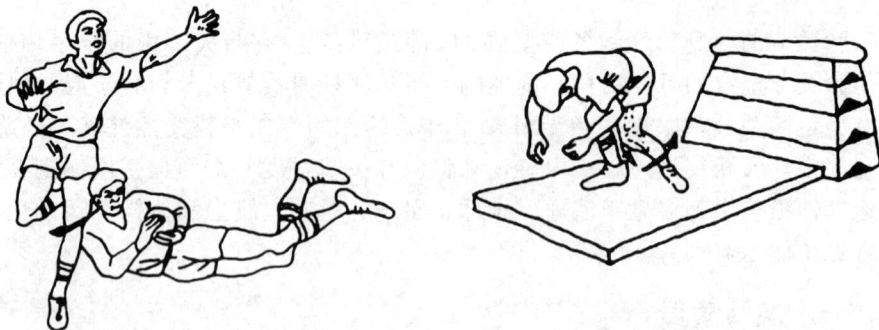

图 8-5　膝关节强制外翻伤及内侧韧带

外力的作用也可以使膝关节强制外翻而伤及内侧韧带。（图8-5）又因内侧副韧带的深部纤维与内侧半月板相连，故在内侧副韧带损伤时可能伴有内侧半月板撕裂伤，严重者还可合并十字韧带的损伤。

膝关节内侧副韧带损伤，可分为捩伤、部分撕裂和完全断裂三种。韧带捩伤的病理改变不明显，只有少量胶元纤维撕裂，毛细血管出血，有轻度水肿。韧带部分撕裂，多见于前纵部上下端的附着处或后上斜部。韧带完全断裂，浅层从胫骨附着处撕脱；深层从股骨附着部撕脱或者与其相反。韧带深层断裂，常合并内侧半月板边缘破裂。深浅两层韧带断裂，可伴内侧半月板撕裂和交叉韧带的撕裂。

二、临床表现

（1）有明显的外伤史。

（2）局部肿胀、疼痛，压痛明显，压痛点在股骨内上髁，皮下有瘀斑，膝关节伸屈活动受限。

（3）侧向试验检查：在膝关节伸直位时，将小腿做被动外展动作，若膝关节内侧疼痛加剧者，表示内侧副韧带损伤，若小腿出现有明显外展活动者，表示内侧副韧带断裂。

韧带捩伤：一般疼痛较轻，在膝关节完全伸直，被动外翻时，内侧副韧带过度紧张，疼痛加重。检查时膝内侧可有轻度肿胀，局部压痛，无明显功能障碍。韧带紧张试验阳性。

韧带部分撕裂：伤后膝内侧疼痛较重，肿胀明显，多局限于膝内侧，膝关节屈伸不利，关节血肿较少见。少数患者因关节滑膜受损伤，引起关节积液，有浮髌征象。半腱肌、半膜肌有保护性痉挛，膝关节呈半屈曲位，被动伸直时有抵抗感。检查在股骨内髁附着处有明显压痛。在压痛点注射1%普鲁卡因4毫升，疼痛消失。此时膝关节可以屈伸。

韧带完全断裂：有严重的外伤史。伤后膝关节内侧疼痛剧烈，迅速肿大，跛行，关节功能明显障碍或丧失。膝部不能伸直，呈屈曲姿势。拒绝做任何膝部主动或被动活动。

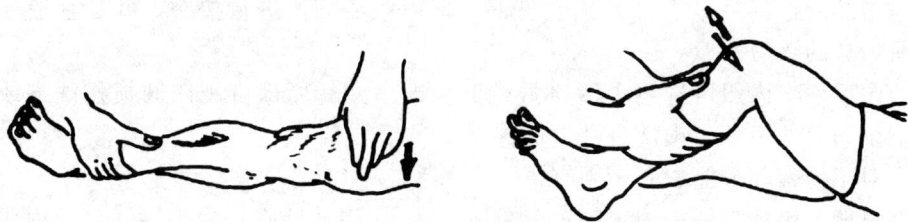

图8-6　膝关节内侧副韧带检查法

检查可见膝部有大面积皮下瘀斑。膝内侧压痛明显，可触到韧带断裂的凹陷。膝关节外翻分离试验阳性。（图 8-6）。

三、治疗

（一）固定

可用弹力绷带将伤肢包扎固定于微屈位，冷敷患处并抬高患肢。待出血停止后，局部热疗及外敷中药。侧副韧带有部分断裂者，应固定膝关节屈曲20～30°的功能位 3～4 周，并做股四头肌舒缩锻炼。解除固定后练习膝关节的屈曲活动。

（二）推拿按摩

1. 揉搓指针法

早期一般不做手法治疗，一般要在 72 小时后才可在伤处进行按摩，并以不引起疼痛为宜。患者取仰卧位，术者立于患侧。术者在膝部外擦舒活酒，做按摩，用表面抚摩、揉、揉捏、搓等手法。指针血海、阴陵泉、三阴交等穴。

2. 点按弹拨法

患者取坐位，屈膝垂足正坐床边，助手在伤侧用双手固定股骨下端，术者半蹲在患者前方，用右手拇指按在内侧副韧带损伤痛点处，其余四指自然放在患肢髌骨外侧缘，左手由内侧握住伤肢踝部，轻轻向下垂直牵引，并环转摇晃。然后，术者站起，使伤肢大腿外展、外旋，屈曲，盘膝，让患者平躺床上，足跟尽量靠近健侧腹股沟部，用右手拇指按揉、抨顺、弹拨损伤痛点处，最后，将伤肢膝关节屈曲拔伸两次。

3. 拿揉点按法

患者取仰卧位，术者立于患侧。术者先揉捏患肢一分钟，再用手掌轻揉患处，点血海、内膝眼、阴凌泉、气冲、委中等穴。然后双手掌对称揉膝周围，接着在内侧副韧带区域做拿揉法，在拿揉副韧带时，以患者能耐受为度。

（三）药物治疗

早期：内服可选用三七粉或舒筋丸。局部可敷三色敷药或消瘀止痛膏。肿消痛减后，用一号熏洗药熏洗患部，外擦舒活酒，进行按摩，并加强股四头肌力量的练习。

中后期：内服可选用小活络丹或健步虎潜丸。局部可用四肢损伤洗方或海桐皮汤熏洗患处，熏洗后贴宝珍膏。

对于韧带部分撕裂者，则有

早期：用铁丝托板固定膝关节微屈位 3～4 周。治宜祛瘀消肿止痛，内服七厘散或制香片。二药交替服用。外敷：一号新伤药加大黄、蒲黄、莪术、牛膝等研末，水调匀外敷。

中期：内服可选用强筋丸。外敷二号旧伤药。

后期：内服可选用健步虎潜丸。

外敷：当归、赤芍、白及、骨碎补、儿茶、土茯苓等研末，水调匀外敷。若局部有硬条，南星、红花、川芎、川乌、草乌、木香、牙皂等研末，水调匀外敷。可配合用三号熏洗药，熏洗患部，一日2次。在伤部上下做大面积按摩，手法同上。

对于韧带完全断裂者，应尽早作修补术。术后用长铁丝托板或石膏托板于微屈位固定4～6周。解除固定后，结合按摩、中药熏洗和功能锻炼等治疗。

第三节　膝关节外侧副韧带损伤

膝关节的内侧及外侧各有坚强的副韧带附着，它与关节内的十字韧带是维持膝关节稳定的重要结构。外侧副韧带呈条索状，起于股骨外髁结节，止于腓骨小头，可防止膝内翻。在运动性损伤中，膝关节外侧副韧带损伤多见于篮球、排球、足球、跳高和体操等运动项目。

一、病因病理

当膝关节屈曲时，小腿突然内收、内旋或在足与小腿固定的情况下，大腿突然外展、外旋或膝的内侧受到直接外力的冲击，如剪式跳高落地不稳，身体向侧方摔倒（图8-7）。足球运动员射门时，踢球腿的膝内侧突然受到蹬踢，均可使膝关节过度内翻损伤外侧韧带。膝外侧副韧带损伤，分为部分撕

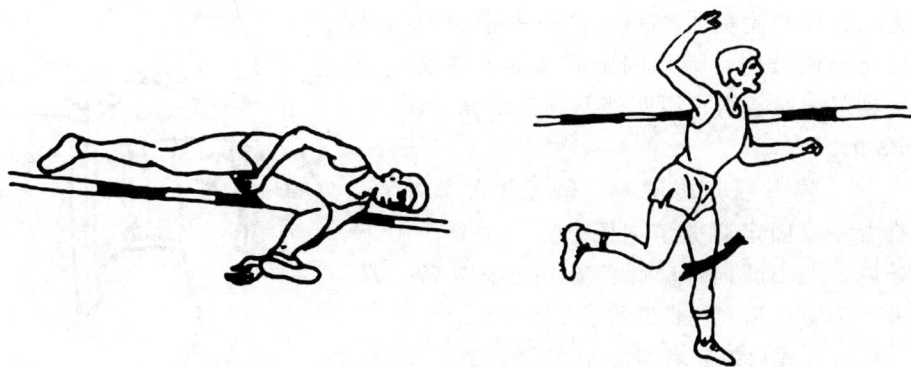

图8-7　剪式跳高的膝外侧副韧带损伤机制

123

裂和完全断裂。如果韧带在腓骨小头附着处撕裂，常伴有撕脱骨折，使腓总神经受伤。完全断裂时，可合并有关节囊、髂胫束、腘肌腱、股二头肌、腓肠肌外侧头或者交叉韧带的损伤。

二、临床表现

（1）多有明显的膝关节内侧突然遭受外力或强度内翻的病史。

（2）膝关节外侧有局限性疼痛和肿胀，局部压痛明显，有瘀斑，膝关节伸屈活动受限，跛行，有膝关节不稳感。伴有腓总神经损伤者，出现足下垂，足背和小腿外侧麻木等。若将小腿做被动内收动作，则可检查膝关节外侧副韧带损伤情况。如为完全断裂，在膝伸直状态下内收小腿，膝关节外侧有开口感。（图 8-8）

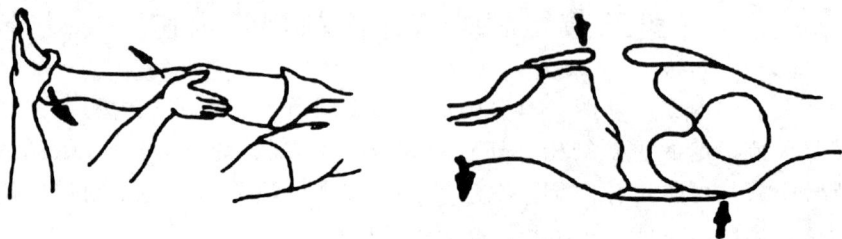

图 8-8　膝外侧副韧带损伤的检查法

（3）检查：膝关节外侧压痛，腓骨小头处撕脱者，可触到骨折片。

单腿盘足试验：患者取坐位，健侧下肢屈髋屈膝约 90°，足踩平。伤侧下肢髋关节外旋，膝关节屈曲 90°左右，外踝置于健膝之上，呈单腿盘足姿势。正常人膝关节外侧能摸到一条坚韧的条索，即是外侧副韧带。检查者一手掌在伤膝内侧施加压力，若外侧副韧带疼痛，另一手指触到的坚韧度比健侧减弱，为外侧副韧带部分撕裂；若摸不到坚韧的条索，说明外侧副韧带完全断裂。（图 8-9）

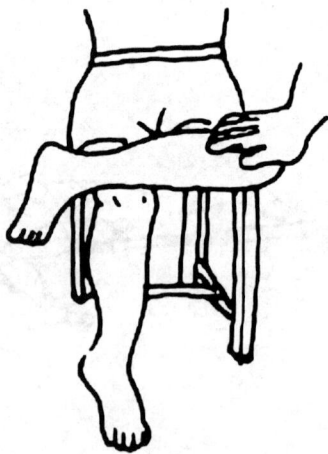

（4）膝内翻分离试验：患者膝关节伸直，检查者一手固定膝关节内侧，另一手置小腿下端外侧，推小腿向内。膝关节外侧有异常活动感者，为膝外侧副韧带断裂。

（5）X 线检查：在局部麻醉下，患者平卧，限制任何屈髋动作，两膝关节内侧夹枕头，将小腿用绷带包扎固定，摄正位片。膝关节外侧

图 8-9　单腿盘足试验

间隙加宽者，为外侧副韧带断裂。有的能显示腓骨小头骨折。

三、治疗

单纯外侧副韧带部分撕裂，可用非手术疗法，用长铁丝托板固定膝关节4～6周，结合中药治疗和按摩。参见内侧副韧带的损伤处理。

侧副韧带拉伤及韧带部分断裂者，24～48小时后，才可采用推拿按摩。

1. 提压患膝法

患者取坐位或卧位，术者立于患侧。术者一手握踝部，一手托膝部，并用拇指轻轻按压伤部。然后，将膝关节向内上方缓缓提起（图8-10）。

2. 反向推牵法

患者取坐位或卧位，术者立于患侧。术者双手反向，推压膝内侧的手转为推压膝外侧，握踝手向外一方牵患肢，顺势将膝关节伸直，以理筋疏气，舒缓痉挛的肌肉。（图8-11）

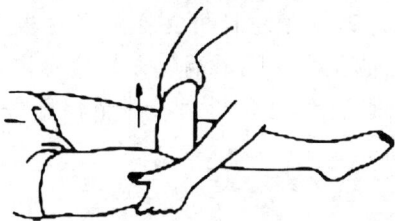

图8-10　提压患膝

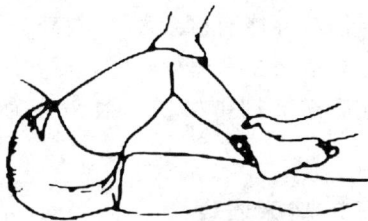

图8-11　反向推牵患膝

3. 点按俞穴法

患者取坐位或卧位，术者立于患侧。术者可用拇指指端点按阿是穴，接着点按血海、膝鹤、膝眼、阴陵泉、中都、三阴交等穴，每穴点按10～20遍。

4. 按压屈伸法

患者取侧卧位，术者立于其身侧。患肢在下，术者将一手掌根部放于膝关节压痛点处，并徐徐用力下压，以患者能忍受为度，并停留片刻，这时放于压痛点之手不动，另一手握住患肢踝关节做轻微屈伸运动数次。

外侧副韧带完全断裂或合并其他损伤，应及时进行手术治疗。

第四节　膝关节交叉韧带损伤

交叉韧带位于膝关节之中，有前后两条，交叉如十字，又名十字韧带。交叉韧带是膝关节的重要结构，具有限制和制导作用，并与周围韧带有良好的协同作用。前交叉韧带起于股骨髁间窝的外后部，向前内止于胫骨髁间隆突的前部，能限制胫骨向前移位。后交叉韧带起于股骨髁间窝的内前部，向后外止于胫骨髁间隆突的后部，能限制胫骨向后移位，因此交叉韧带对膝关节的稳定有重要作用。膝关节交叉韧带损伤，以前交叉韧带损伤为多。在运动性损伤中，膝关节交叉韧带损伤多见于足球、跳伞等运动项目。

一、病因病理

膝交叉韧带位置较深，只有严重的暴力才能引起交叉韧带的损伤或断裂。

（1）一般单纯的膝交叉韧带损伤少见，多伴有其他损伤，如膝关节脱位、侧副韧带断裂等。当小腿上端后方遭受暴力撞击时，导致胫骨向前移位，造成前交叉韧带损伤，可伴有胫骨隆突撕脱骨折、内侧副韧带和内侧半月板损伤。如足球运动员踢漏脚，膝关节由屈变伸，同时胫骨内旋，前交叉韧带受牵拉而致伤。例如，骑自行车与对面来车相碰，或跌倒被车杠压伤。

（2）当小腿上端前方遭受暴力撞击时，导致胫骨向后移位，造成后交叉韧带损伤，可伴有膝后关节囊破裂、胫骨隆突撕脱骨折、外侧半月板损伤。如摩托车运动员高速行驶时，膝关节呈屈曲位，小腿上端前方与障碍物相撞，可引起后交叉韧带损伤。损伤分为部分撕裂和完全断裂，甚至伴膝关节后脱位。

二、临床表现

有明显的外伤史。伤后膝关节有严重肿胀及疼痛，不能伸屈，功能丧失，后期关节松弛，肌力弱。

1. 部分撕裂

伤后疼痛，活动受限，跛行。膝部肿胀，压痛点常不明显。

抽屉试验：患者取坐位，膝关节屈曲约90°，检查者面对患者而坐，两足交叉，挡住患者踝前部，两手拇指放小腿近端前方，其余各指握住后方。两手用力拉小腿向前为前抽屉试验，推小腿向后为后抽屉试验。正常人有轻度的小腿前后移动，约为0.5厘米。若小腿前、后移动0.5厘米以上者为阳性，说明有前或后交叉韧带断裂（图8-12）。

部分撕裂者此试验为阴性。

X线检查：无异常发现。

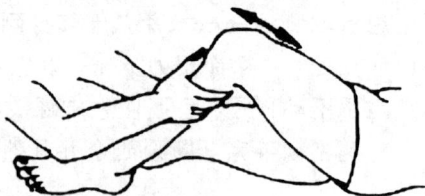

图 8-12　膝屈 90°抽屉试验

2. 完全断裂

伤后疼痛剧烈，膝关节迅速肿大，有不稳感，功能丧失。

检查：无固定压痛点，膝关节穿刺检查有血性渗出液，血中有脂肪球，表示有胫骨嵴撕脱骨折。前或后抽屉试验为阳性。

X线检查：一般照片为正常。可以在抽屉试验状态下摄片。即在麻醉下，膝关节屈曲90°，拍侧位片。然后在同一角度在前或后抽屉试验状态下，再次摄侧位片。两次照片相比，胫骨向前或向后移位超过0.5厘米，即有诊断意义。

三、治疗

无移位的交叉韧带损伤，可将血肿抽尽后用夹板固定。对有移位的交叉韧带损伤和伴有侧副韧带、半月板损伤，可考虑手术治疗。

（一）推拿按摩

适用于后期。以膝部为中心推拿按摩，并可帮助做膝关节屈伸锻炼。

揉捏提弹法：患者取仰卧位，术者立于患侧。术者以轻手法抚摩揉捏患肢大腿及小腿各肌群5分钟。再用舒活灵外搽患部，用轻手法按摩伤肢股四头肌、腘绳肌、小腿三头肌、胫前肌群及膝关节周围等处，施用揉捏、提弹股四头肌，推压、搓、叩击等手法25分钟。并点穴轻刺激血海、足三里、犊鼻、风市、阳陵泉、阴陵泉等穴，每穴半分钟，最后广泛揉捏，轻手法抚摩10分钟结束。

（二）、中药治疗

1. 早期

内服可选用舒筋活血汤。外敷消瘀止痛膏或清营退肿膏。

2. 后期

内服可选用补筋丸或活血酒，肌力软弱者可服健步虎潜丸或补肾壮筋汤，外贴宝珍膏。

（三）手术治疗

对于急性膝交叉韧带损伤者，早期手术治疗包括韧带的修补、加强和重建术。有利于韧带解剖结构和正常张力的恢复，尽可能使之接近损伤前的状态。如是交叉韧带断裂者，应及时手术修复。若有韧带附着点撕脱骨折者，应将骨折固定于原位。

第五节　膝关节外伤性滑膜炎

在生理情况下，膝关节囊内有少许滑液，有利于关节的活动。膝关节的滑膜血管很多，血液循环丰富，滑膜细胞分泌的滑液，能保持关节软骨面的润滑，减少摩擦，散发膝关节活动时产生的热量，排泄新陈代谢的产物。正常情况下各滑囊无明显积液，但在外伤、炎症、风湿等病理情况下，可形成滑膜炎，产生积液。在运动性损伤中，膝关节外伤性滑膜炎多见于篮球、排球、足球、跳高和跳远等运动项目。

一、病因病理

（1）膝关节外伤性滑膜炎的病因有膝关节骨折、脱位、韧带断裂以及软骨损伤等。这些都可使膝关节滑膜损伤，伤后迅速积瘀积液，使膝关节发热胀痛，关节不能伸屈，导致急性滑膜炎。

（2）训练安排不当，运动员过多地进行跑、跳、起蹲等练习，膝关节过度屈伸、扭转，肌肉疲劳，关节稳定性减弱，滑膜与关节面的摩擦、挤压增多，可导致损伤性滑膜炎。

（3）膝部扭伤、挫伤、关节内游离体等，也可引起损伤性滑膜炎。

如受伤较轻，或多次轻伤，加上寒湿侵袭而致膝部渐渐肿大，病程较长者，称为慢性滑膜炎。

膝关节外伤性滑膜炎有两大病理改变：一是病变部位血管扩张，滑膜充血、水肿，渗出液增多，血浆、血球等渗出到滑膜腔内；二是滑膜细胞活跃、增生，分泌许多黏液，后期滑膜增厚，粘连，关节软骨萎缩，导致膝关节功能障碍。

二、临床表现

（1）有典型的外伤史或过度劳损的病史。

（2）膝关节隐隐作痛，甚至疼痛，多为胀痛，疼痛与损伤程度和关节内积液的多少密切相关。膝关节屈曲功能受限，下蹲困难，关节乏力，肿痛加重，运动后膝关节肿胀加大，休息后减轻。

单发的膝关节外伤性滑膜炎，症见膝关节肿胀，轻度胀痛不适，伸屈功能受限等。如是髌前滑囊炎，肿胀范围在膝部髌骨前方（图8-13）。

慢性滑囊炎，症见肿胀持续不退，休息后减轻，过劳后加重，疼痛不明显，但胀满不适，皮肤温度正常，股四头肌可有轻度萎缩等。病程久则滑膜囊壁增厚，摸之可有韧厚感。对于积液多、浮髌感明显者，可在无菌操作下，抽出关节积液，对诊断有一定意义。

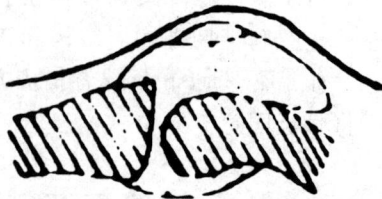

图8-13 膝关节囊积液造成浮髌

（3）检查：膝关节肿大，关节间隙有压痛。两膝处于屈曲位时，能看到两膝眼明显肿胀。

（4）浮髌试验：检查者一手轻压髌骨近侧，将髌上囊中的液体挤入关节腔，另一手的

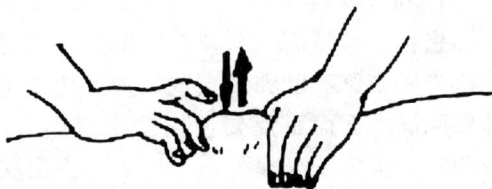
图 8-14　浮髌试验

食、中二指急迫按压髌骨，如感到髌骨碰击股骨浮髌，则试验阳性（图 8-14）。

三、治疗

（一）固定

用铁丝托板将膝关节固定于微屈位 1～2 周。固定期间，注意进行股四头肌静力收缩。肿胀消退后，逐渐加强膝关节功能锻炼。

（二）推拿按摩

急性期不宜做推拿按摩。外伤后，立即将膝关节伸屈一次。先伸直膝关节，然后充分屈曲，再自然伸直，消散局部血肿，减轻疼痛。慢性期肿胀消退后，可以使用推拿按摩手法。

1. 抚摩指针法

患者取坐位或卧位，术者立于患侧。术者可在膝关节上下做按摩，外擦舒活酒做表面抚摩、揉捏、搓等手法。指针血海、阴陵泉、足三里等穴。

2. 揉捏推扣法

患者取坐位或卧位，术者立于患侧。术者用轻手法抚摩、揉捏患肢大腿及小腿各肌群 5 分钟。用舒活灵外搽患部及轻手法按摩伤肢，主要以股四头肌、腘绳肌、小腿三头肌、胫前肌群及膝关节周围为主，施用揉捏、提弹股四头肌，推压、搓、叩击等手法 25 分钟，并在血海、足三里、犊鼻、膝阳关、风市、阳陵泉、阴陵泉等进行点穴轻刺激，每穴半分钟，最后广泛揉捏，轻手法抚摩 10 分钟结束。

3. 弹拨点按法

患者取坐位或卧位，术者立于患侧。术者先弹拨髌骨周围压痛点，点按鹤顶、内外膝眼、血海、梁丘、足三里、阳陵泉、阴陵泉。然后缓慢柔和地上下推动髌骨 100 次，内外推动髌骨 100 次，继续屈膝关节成 90°，术者臀部固定患者的脚，缓慢由后向前拉动胫骨 100 次，然后由前向后推动胫骨 100 次，缓慢屈伸膝关节 100 次。

4. 按摩滚揉法

患者取仰卧位，术者立于患侧。术者在患者腘窝处用圆枕垫起，使膝关节成半屈曲位，以肿胀点或压痛点为中心，然后，沿股四头肌、小腿前侧和外侧肌群由上而下反复使用按摩滚揉法，以促进血液循环，促进积液吸收。按髀关、伏兔、双膝眼、足三里、三阴交等穴，然后在膝关节上、下肢体施行滚、揉等手法。

（三）中药治疗

1. 急性期

内服可选用桃红四物汤加三七末。外敷消瘀止痛膏。

2. 慢性期

内服可选用羌活胜湿汤，外贴万应膏，或用熨风散作热敷。

另外，可以配合关节穿刺及封闭疗法。加强功能锻炼和预防。发生膝部扭伤、挫伤、关节内游离体等，或膝关节劳损者，应及时彻底地治疗，不要导致慢性损伤。

第六节 半月板损伤

半月板是位于股骨髁与胫骨平台之间的纤维软骨，分为内侧半月板与外侧半月板两部分。内侧半月板呈"C"形，其后半部与内侧副韧带相连；外侧半月板似"O"形，不与内侧副韧带相连，故外侧半月板的活动度比内侧大。半月板具有缓冲外力和稳定膝关节功能的作用。在运动性损伤中，半月板损伤多见于足球、篮球、排球、体操、田径和跳伞等运动项目，也常见于矿工、搬运工等。

一、病因病理

半月板损伤的病因分为撕裂性外力和研磨性外力。

（1）当膝关节在半屈曲位下旋转活动，可使股骨牵动内侧副韧带，内侧副韧带牵动内侧半月板的边缘部而发生撕裂伤。

（2）研磨性外力导致半月板损伤者，多发生在外侧半月板。因正常膝关节有 $3°\sim5°$ 外翻，外侧半月板负重较大，长期受关节面的研磨（如长期下蹲位工作），可引起膝外侧半月板慢性损伤。如篮球运动员抢篮板球落地后，立即转身起动，足球运动员两人对脚，铅球运动员投掷出手，后腿用劲蹬地时膝关节旋转伸直等，都可以造成半月板损伤。

二、临床表现

（1）多数患者有膝关节扭伤史。

（2）伤后膝关节立即出现剧烈疼痛，关节肿胀，屈伸功能障碍。慢性期或无明显外伤史者，病程长，持续不愈。主要症状是膝关节活动疼痛，以行走和上下楼时疼痛明显，伸屈膝关节时，膝部有弹响。约有四分之一的患者出现"交锁征"，即在行走的情况下突发剧痛，膝关节不能伸屈，状如交锁。将患膝稍做晃动，或按摩2～3分钟，即可缓解疼痛并恢复行走。"交锁征"在半月板损伤检查中有一定意义。

（3）检查时膝关节可有轻度肿胀，关节间隙处常有明显压痛，半月板弹响试验（麦氏试验）及膝关节挤压研磨试验阳性，这些都是诊断膝关节半月板损伤的重要依据。

膝关节挤压试验：患者仰卧，充分屈髋屈膝，检查者一手握住足部，一手置于膝部，先使小腿内旋、内收，然后外展伸直，再使小腿外旋、外展，然后内收伸直，如有疼痛或弹响者为回旋挤压试验阳性，半月板可能有损伤。（图8-15）

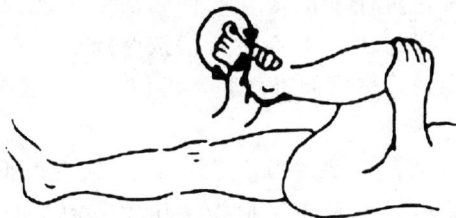

图8-15 仰卧膝关节旋转检查

膝关节研磨试验：患者俯卧位，患膝屈曲90°，检查者在足部用力下压并旋转研磨，如半月板破裂者可引起疼痛，则为研磨试验阳性。（图8-16）

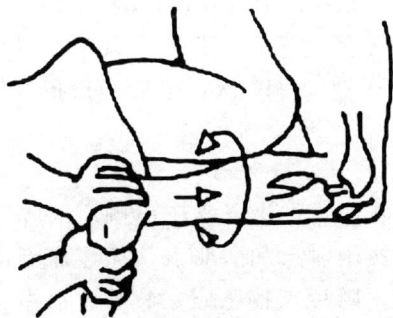

图8-16 俯卧屈膝旋转检查

三、治疗

（一）固定

早期可用后侧夹板将膝关节固定屈膝 10°约 3～4 周，以限制膝部活动，并禁止下床负重。

（二）推拿按摩

1. 解除交锁法

急性损伤疼痛或出现"交锁征"时，首先应解除交锁。患者取仰卧位，下肢伸直，放松患肢，术者立于患侧。术者用手按在膝关节疼痛处，然后慢慢摇晃，伸屈膝关节。或一手捏住膝部，另一手握踝关节上方，徐徐屈伸膝关节，并轻轻内收、外旋小腿，直至交锁症状消失，然后用长铁丝托板适当固定膝关节。

2. 屈曲旋转法

对急性损伤的患者，可作一次被动的伸屈活动。患者取仰卧位，下肢伸直，放松患肢，术者立于患侧。术者左拇指按摩痛点，右手握踝部，徐徐屈曲膝关节并内外旋转小腿，然后伸直患膝，可使局部疼痛减轻。

3. 按压拿捏法

进入慢性期，每日或隔日做一次局部推拿。患者取仰卧位，下肢伸直，放松患肢，术者立于患侧。术者先用拇指按压关节边缘的痛点，然后在痛点周围做推揉拿捏，可促进局部气血流通，使疼痛减轻。外擦舒活酒，按摩膝部及其上、下，常用表面抚摩、揉、揉捏、搓等手法，或用掌根或拇指指腹揉压患部。指针选用足三里、阴陵泉、阳陵泉、血海、风市等穴。

4. 按压推揉法

患者取仰卧位，下肢伸直，术者立于患侧。术者用拇指按压膝关节内侧，其余四指放在髌骨外缘，另一手握于踝部，做膝关节被动屈曲和伸直动作，拇指用力向关节间隙挤压做 5～10 次，最后用拇指按压推揉血海、委中、阳陵泉等穴约 20 分钟。

5. 滚揉点按法

患者取仰卧位，下肢伸直，术者立于患侧。术者先沿髌骨周围及损伤的内侧或外侧关节间隙寻找压痛点和酸胀点，抓住痛点持续用滚法或按揉法治疗，再轻度旋摇膝关节，随后点按膝眼、犊鼻、血海、梁丘、委中、委阳穴位，再用擦法沿膝周揉擦治疗，以透热为度。

6. 按揉滚擦法

患者取仰卧位，下肢伸直，术者立于患侧。术者先在股四头肌及膝眼处用滚法、按揉法治疗。然后，嘱患者取俯卧位，下肢伸直，用滚法在患膝的腘窝部及两侧进行治疗,手法宜深沉而缓和,同时配合膝关节轻度的伸屈活动,最后用擦法沿腘窝处及双膝眼,两侧关节间隙按摩,以透热为度,也可以在患膝局部加用热敷。

7. 外旋过伸法

适用于外侧半月板急性嵌顿性损伤。患者取仰卧位,放松患肢,术者立于患侧。术者左手拇指按摩痛点 1～3 分钟后握住膝部,右手固定踝关节稍上方,在小腿被动外旋姿势下过伸膝关节,继而立即使之过度屈曲,若有明显的弹响声,说明半月板已复位,然后用石膏托将患膝固定在微屈 10°～15° 姿势下 3 周,3 周后解除固定,加强股四头肌和膝关节伸屈活动锻炼。

内旋过伸屈膝法,适用于内侧半月板急性嵌顿性损伤,方法与上述类似,但应在小腿内旋姿势下过伸与过屈膝关节。

8. 扭转屈伸法

适用于外侧半月板急性嵌顿性损伤,以右膝为例。患者取仰卧位,屈膝,术者立于患侧。术者在局部和循经选取血海、梁丘、足三里、地机、陷谷、解溪诸穴,运用点穴手法治疗。术者一手握患者踝部,另一手扶膝上,若内侧半月板嵌顿性损伤,令小腿内收、外旋,拇指按在内侧膝眼处,两手协调配合使膝缓缓伸直,在伸直过程中,如感到拇指下有滑动声,表示内侧半月板已复位。反之,则可以治疗外侧半月板嵌顿性损伤。

在操作中,如果拇指按在膝眼处充盈感明显并无滑动感觉,表示半月板嵌顿性损伤时间较长,需经多次治疗方可复位。

(三) 中药治疗

1. 早期

内服可选用桃红四物汤或舒筋活血汤。局部红肿热痛较明显者,可敷清营退肿膏,或外敷三色敷药。

2. 中期

内服可选用补肾壮筋汤或正骨紫金丹。用四肢损伤洗方或海桐汤熏洗患处。或将黄柏、合欢皮、白及、续断、千年健、甜瓜子、土鳖、牛膝、檀香、赤芍、川红花、骨碎补、黄芪等研末,用水调和外敷。

3. 晚期

内服可选用六味地黄丸。

半月板损伤经长期治疗效果不好,症状较重者,或其他类型的半月板损伤,如迁延日久不见好转,严重影响功能者,应考虑手术切除半月板。

第九章　小腿、足踝部运动性损伤的推拿按摩

第一节　胫腓骨疲劳性骨膜炎

　　胫腓骨疲劳性骨膜炎又称应力性损伤。在运动性损伤中，多见于田径、篮球和足球等运动项目。在舞蹈演员中亦有发生。

一、病因病理

　　胫腓骨疲劳性骨膜炎的病因主要有训练水平差，动作不正确，训练方法组织不当，以及运动量突然加大，或运动场地太硬等。如运动员在跑、跳过程中，足用力后蹬，小腿的肌肉长期处于紧张状态，肌肉反复牵扯使骨膜撕裂，胫腓骨骨膜及其骨膜血管扩张、充血、水肿或骨膜下出血，血肿机化，骨膜增生等骨膜炎改变。如果不及时改变训练方法，减小运动量，外力持续增加，骨质遭受损害，最后发展成疲劳性骨折。而且一旦发生，常由于疼痛影响训练和成绩提高（图9-1）。

二、临床表现

　　（1）无明显受伤史，逐渐发病。

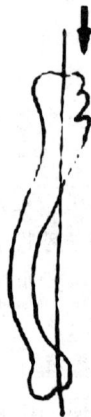

图 9-1　胫腓骨疲劳性骨膜炎发病示意图

　　（2）当跑跳时，用力向后蹬地，胫骨即发生疼痛，即后蹬痛，这是诊断本病的重要症状。病情轻者，症状不明显，运动后胫骨疼痛，休息后减轻。病情重者，训练后疼痛加重，跛行，或见夜间疼痛。在胫骨内侧或上方有局限性肿胀，皮肤有灼热感。

　　（3）检查：胫骨内侧缘的中段或下段有明显压痛，有的较局限，有的较分散。有的患者腓骨外踝上方亦有压痛，触之高突不平或有硬结与肿胀。在用足尖起跳或着地，做下蹲与起立动作时疼痛加重。

　　（4）X线检查：常规摄正、侧、斜位片。胫腓骨疲劳性骨膜炎早期照片常为阴性。晚期且反复发作的严重病例可有骨膜的增生，骨质稀疏，骨皮质边缘粗糙，增厚成层状。以后显示骨膜增厚，骨皮质边缘模糊不清。

三、治疗

（一）固定

早期病情轻者，不需特殊方法治疗，可用弹力绷带包扎小腿，改做少用下肢活动的运动项目，减少运动量，2～3周症状自行消失，大多数病例可痊愈。

（二）推拿按摩

1. 揉捏指针法

患者取仰卧位，术者立于患侧。术者用舒活酒外擦小腿部后，进行按摩，手法为揉、揉捏、推压等。指针委中、腓隆、足三里、三阴交、跟内等穴。每次选用2～3穴位。

2. 揉捏点按法

患者取坐位或仰卧位，患肢抬起，膝部微屈放松，术者立于患侧。术者在患者小腿内、外两侧做大面积抚摩；然后揉、捏、点按三阴交、阴陵泉、太溪、商丘、悬钟、阳陵泉、足三里、丘墟和阿是穴等，治疗约5分钟，最后做放松按摩手法结束。

（三）中药治疗

1. 初期

内服可选用桃红四物汤。外敷：黄柏、黄芩、白蔹、木通、川芎、牛膝等研末，水调匀外敷。

2. 后期

内服可选用正骨紫金丹。外敷软骨膏。

第二节　创伤性跟腱腱围炎

创伤性跟腱腱围炎又名跟腱周围炎、跟腱周围蜂窝织炎，是由于足踝部的过度屈伸运动，跟腱反复牵拉引起的一种无菌性炎症。在运动性损伤中，创伤性跟腱周围炎多见于跳高、跳远、三级跳远、中长跑、马拉松、篮球、排球、体操和羽毛球等运动项目。也常见于演员。

一、病因病理

跟腱是人体最大的肌腱，其近端是腓肠肌及比目鱼肌的肌腹，远端止于跟骨后下方。在跟腱背侧与深筋膜之间约有4～8层滑润层，每层之间有结缔组织连接，都有血管进入，这些润滑层构成了腱围组织，即"腱围"。各滑润层之间可以相互滑动，以适应踝关节的伸屈活动。跟腱的主要作用是跑、跳、走时提踵（即跖屈）。

跟腱损伤的原因分为外因和内因。

（1）内因包括不正常的骨骼排列、双下肢不等长、肌力不平衡、肌力不足、柔软度不够等，这些内因都会对踝关节与跟腱造成不适当的压力与负荷而产生伤害。

（2）外因包含不正确的运动方式或训练方法、不适当的运动环境、以及运动设施与配备不当。大多数是跑跳过多、足用力蹬地，小腿三头肌过多的强烈收缩，使跟腱及其腱围受到反复牵扯和摩擦，跟腱局部劳损所致。另外，一次激烈运动中出现拉伤或挫伤也能导致跟腱周围炎。伤后跟腱纤维部分撕裂，纤维逐渐变性，以致坏死，腱围组织充血、水肿、增厚，甚至与跟腱粘连。腱周脂肪水肿（图9-2）。

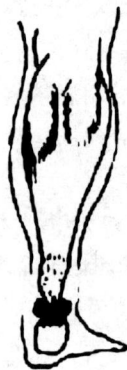

图 9-2　创伤性跟腱周围炎病理示意图

二、临床表现

（1）少数有急性损伤史。一般逐渐起病，病程长。

（2）跟腱部疼痛，在踏跳、蹬地时加重。大都在准备活动后即减轻或消失。后期症状严重，运动训练后加重，以致走路，甚至不负重的伸屈踝关节时也疼痛，疼痛多为持续性。

（3）检查：早期跟腱两侧缘压痛。晚期跟腱部常出现梭形肿大，有捻发音。触诊时能摸到跟腱粗大而硬。抗阻跖屈试验跟腱部疼痛加重。

三、治疗

（一）推拿按摩

以揉捏指针法：

患者取坐位，患肢抬起，膝部微屈放松，术者立于患侧。术者用舒活酒外擦跟腱及小腿后方，用揉捏、搓、掌侧击等手法做小腿和跟腱部的按摩。同时，指针委中、丘墟、昆仑、腘池、承山、跗外、跟内、腓隆、阳陵泉等穴。每次选用2～3穴位。

根据损伤时间分三期进行手法治疗。

急性期：损伤5天内采用轻手法按捏患部，上下推捋，以化瘀消肿，活血止痛。

修复期：损伤15天内，采用揉捏、摩擦、推按手法，点按委中、足三里、承筋、承山、趾阳等穴位，以促进气血流通、消散瘀血、疏通经络，加强组织代谢，防止组织粘连。

恢复期：15 天后可加大手法力度，使用推按揉捏、弹拨手法，并做膝踝关节功能位活动，以解除组织粘连，恢复关节功能和肌力。

（二）中药治疗

内服舒筋活血片，一次 5 片，一日 3 次。外敷腱鞘炎散。肿痛减轻后，外敷一号旧伤药。跟腱发硬者，外敷软坚散，加红外线照射。或用三号熏洗药熏洗，一日 2 次。

对于慢性病例，经上述保守治疗效果不好，出现跟腱硬化症者，应手术治疗。若跟腱完全断裂，应做早期缝合。

第三节　踝关节扭挫伤

临床上，踝关节扭挫伤最为多见，占关节韧带损伤的 80％以上。可发生于任何年龄，以青壮年较多。在运动性损伤中，踝关节扭挫伤多见于球类、田径、滑雪、体操和跳伞等运动项目。

一、病因病理

踝关节为人体的承重关节，踝关节韧带是维持踝关节稳定的重要结构。踝关节韧带损伤主要分内翻内旋、外翻外旋损伤。其中内翻内旋损伤占绝大多数。

（1）踝关节扭挫伤常发生在行走不平道路上或在奔跑、跳跃中，或下楼梯不慎踩空、骑车跌倒等，特别是当踝关节处于跖屈位时更易发生扭伤。

（2）在运动训练或比赛中，准备活动不充分，动作不协调，或踝关节周围的力量不足，以及在跳起落地时踩空，人体重心失衡等，都可使踝关节处于不稳定状态，从而导致踝关节损伤。

踝关节扭挫伤轻者为韧带附着处骨膜撕裂，骨膜下出血；较重者为韧带纤维部分撕裂；重者韧带完全断裂，并常伴有撕脱骨折或距骨半脱位。距腓前韧带撕裂，多有踝关节囊及关节滑膜的撕裂，关节积血。内侧副韧带深层断裂，断端可嵌入关节间隙内。踝关节的反复扭伤可导致创伤性骨关节病。

二、临床表现

（1）有踝关节急性扭伤史。

（2）伤后踝部很快出现肿胀疼痛，行走困难，跛行或不能行走。患足不敢着地，即使勉强行走，也只能用足的外缘着地。2～3 日后局部可见瘀斑。内翻扭伤时，在外踝前下方肿胀，压痛明显，若将患足做内翻动作时，则疼痛加剧；外翻扭伤时，在内踝前下方肿胀、压痛明显，若将足再做外翻动作时，则内踝前下方发生剧痛。

　　（3）检查。踝关节强迫内翻试验：检查者一手握住踝关节上方固定小腿，另一手握住足外缘将踝关节内翻。两侧对比，如果伤侧距上关节在外侧"开口"较大，即为踝外侧距腓前韧带断裂，或与跟腓韧带同时于止点断裂则踝关节强迫内翻试验阳性（图9-3）。

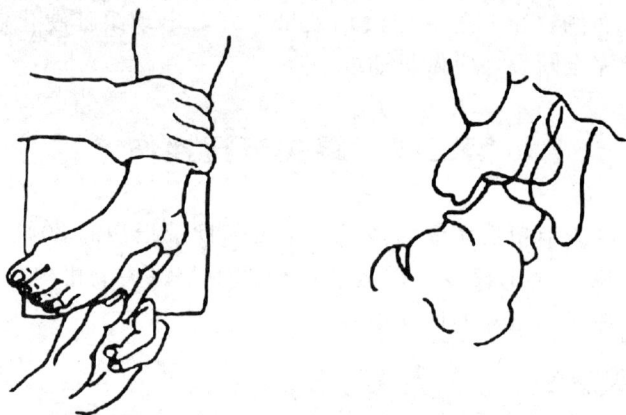

图9-3　踝关节强迫内翻检查

1-踝关节强迫内翻检查，照像方法。2-踝外侧关节隙变宽，说明外侧韧带断裂。

　　踝关节前抽屉试验：患足稍跖屈，检查者一手握小腿，一手握住足跟向前推拉，使距骨前后错动。两侧对比，如果活动范围大即属踝关节前抽屉试验阳性（图9-4），说明踝外侧副韧带完全断裂。

　　（4）X线检查：摄踝部正、侧位片，可以区别骨折、脱位或韧带损伤。严重扭伤疑有韧带断裂或合并骨折脱

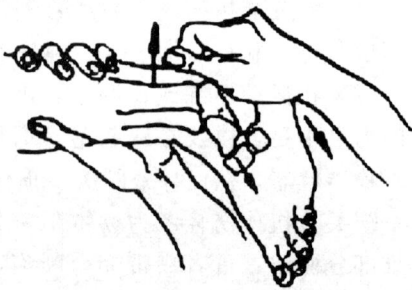

图9-4　踝关节前抽屉试验检查

位者，应做与受伤姿势相同的内翻或外翻位X线摄片检查。比较两侧踝关节间隙宽窄变化与距骨位置。一侧韧带撕裂往往显示患侧关节间隙增宽，下胫腓韧带断裂，可显示内外踝间距增宽。

三、治疗

　　伤后切忌随意转动踝部，以免加重损伤。如果没有骨折，应立即予以冷敷、加压包扎、抬高患肢，并适当固定休息，外敷新伤药。损伤较重者，将

损伤韧带固定于松弛位。24 小时后可进行推拿按摩治疗。

（一）推拿按摩

推拿按摩对治疗单纯性韧带损伤或韧带部分断裂者，疗效较好。

1. 按压理筋法

患者取平卧位，术者立于患侧。术者一手托住足跟，一手握住足尖，缓缓进行踝关节的背伸、跖屈及内翻、外翻动作，然后用两掌心对握内外踝，轻轻用力按压，可以起到消肿止痛的作用。伤后第二天开始做按摩，肿胀明显者，手法刺激宜轻，在足踝部及小腿做表面抚摩、揉、揉捏、摇晃等，由下而上顺理筋络，反复数遍。再按摩足三里、丘墟、昆仑、商丘、解溪、丘墟、太溪等穴。如早期瘀肿严重者，则不宜用理筋手法。如合并骨折，则应及时进行手术治疗。

2. 提拿拍击法

患者取平卧位，术者立于患侧。术者用拇、食、中指指端，提拿腓肠肌，自上而下，用力柔和，以患者感到酸胀为宜，同时做踝关节抖动和回环运动。再用两手掌心或掌根，紧贴小腿，相对用力，由上而下拍击，20 次左右，同时做踝关节抖动和回环运动。

患者自我按摩，具体步骤如下：

（1）用拇指或手掌在伤部轻轻揉 1～2 分钟，力度由轻到重。

（2）用拇指或手掌在伤处及周围按摩 1～2 分钟，按摩时力量要均匀。

（3）用手掌在小腿下 1/3 处，内侧与外侧推揉 1～2 分钟。

（4）拇指和其余四指呈钳形状，由上而下捏小腿后群的肌肉 1～2 分钟。

（5）摇踝：一手握足部，另一手握小腿下部，使踝关节旋转 3～5 次。

（6）点穴：常用穴位有解溪、昆仑、悬钟、阳陵泉等穴。点穴要有酸、麻、胀、痛的感觉，每个穴位点 30 秒。

（二）固定

根据损伤程度不同，可选用绷带、胶布、夹板或石膏等，将踝关节固定于中立位。早期敷药后用绷带包扎，保持踝关节于受伤韧带松弛的位置，并暂时限制走路。内翻扭伤采用外翻固定，外翻扭伤采用内翻固定，并抬高患肢，有利于消肿。对严重内翻扭伤或外翻扭伤者，应将患足固定于外翻位或内翻位，一般固定 8 周左右。固定期间做足趾屈伸活动。若韧带完全断裂者，固定 4～6 周。患肢用铁丝托板固定，内翻位受伤者，固定在外翻位；外翻位受伤者，固定在内翻位，3～4 周后解除固定。配合中药内服、熏洗和按摩治疗，逐渐加强功能锻炼。必要时手术修补韧带。

（三）针灸疗法

常用穴为阿是穴，备用穴为悬钟、丘墟、昆仑等，先用中等强度刺激常用穴，再强刺激备用穴。亦可用艾条温灸局部 10～20 分钟。每日或隔日一次。

（四）药物治疗

1. 早期

内服舒筋丸。外敷五黄散、三色敷药或一号新伤药。

2. 后期

内服小活络丹，一次 6g，一日 3 次。外用海桐皮汤或四肢损伤洗方熏洗。

第四节　运动性足跟痛

足跟痛是较为常见的病症，以足跟底部站立或行走时疼痛为主要表现。运动性足跟痛，包括跟骨下滑囊炎、跟下脂肪垫损伤、跟骨骨膜炎及跟骨骨刺等。运动性足跟痛多见于中老年人，特别以体重过重和足部活动过多者为甚。在运动性损伤中，运动性足跟痛多见于体操、跳高、三级跳远、足球和中长跑等运动项目。

一、病因病理

强大暴力撞击足跟部是导致足跟痛的主要原因。运动员中足跟痛的原因主要有三：

（1）训练过度或过多地做跳跃练习；

（2）在训练中用不正确的姿势超距离长跑；

（3）足跟脂肪垫纤维化病变。如跳远与三级跳远运动员的踏跳，中长跑运动员用前足掌蹬离地面，体操运动员练习弹跳等，都会引起足跟痛。伤后，跟骨下脂肪垫充血肿胀、滑囊发炎、滑液增多、囊壁变厚、跟骨骨膜增生，严重者形成跟骨骨刺。骨刺多在跟骨底面结节部的前缘。

二、临床表现

（1）多数有创伤史，如曾有高处坠落史，或其他损伤，如跟骨骨膜炎、跟骨骨质增生等。

（2）伤后足跟疼痛，站立、行走、跑跳时，足跟不敢着地，运动后疼痛加重，休息后减轻。严重者跛行，部分患者有跟骨骨刺。

（3）检查：足跟部肿胀，可扩散到踝部。压痛明显，病变部位可根据压痛点来确定，脂肪垫损伤与跟骨下滑囊炎的压痛点在足跟中分或偏内侧，跟骨骨膜炎常在足后跟偏外侧压痛，跟骨骨刺在脂肪垫前方，跟骨结节前内侧有压痛。

（4）X线检查：跟骨骨膜炎晚期，显示骨膜增厚。跟骨骨刺早期表现不明显，后期在跟骨结节前方有粗糙或长大的骨刺。

三、治疗

（一）推拿按摩

点按足踝部诸穴：患者取俯卧位，术者立于患侧。术者一手拇指指端点按附阳、昆仑、仆参、申脉、太溪、大钟、照海、公孙等穴。每穴点按10～20遍。

1. 跟腱炎型

常用揉捏、捏提、推摩法等。具体方法是：

患者取俯卧位，术者立于患侧。术者用双手揉捏患者患侧跟腱，从下向上反复15遍；然后，术者用双手捏提患者的跟腱。一捏一提跟腱，剥离粘连，由下至上反复捏提5～10遍。接下来，术者一手托住患者足背，另一手拇指指腹由足跟底部向上推搓跟腱。推搓时要压住跟腱，使力渗透入内。反复10～20遍。最后，术者一手托住患者小腿下部，另一手用小鱼际由小腿外下方向内上方来回推摩跟腱。

2. 跟骨骨膜炎型

患者取俯卧位，术者立于患侧。术者一手托住患足背部，另一手拇指指腹由足跟底部向上推搓，反复15遍。然后，术者一手托住患者患足背部，另一手握住足跟，沿顺时针方向揉搓足跟。揉搓的频率逐渐增加，以局部有透热感为度。

3. 跟骨骨质增生型

患者取俯卧位，术者立于患侧。术者一手托患者患足背部，另一手拇指指端点住足跟的最痛点，来回做局部的点刮手法。反复做3分钟。然后，术者一手托患者患足背部，另一手拇指指腹推搓足跟，使局部有透热感，反复推搓15遍。最后，术者一手拇指指端点按附阳、昆仑、仆参、申脉、太溪、大钟、照海、公孙等穴。每穴点按15遍。

（二）针灸治疗

取昆仑、仆参、太溪、水泉等穴，用补法，隔日一次。

（三）药物治疗

内服可选用当归鸡血藤汤或消肿止痛汤。外用八仙逍遥汤熏洗患足，或用熨风散做热敷。

第十章　头颈、胸腹部运动性损伤的推拿按摩

第一节　颈部软组织损伤

颈部具有前屈、后伸、左右侧屈、左右旋转等多方向活动的功能，是人体活动范围较大、活动较频繁的部位，因此发生损伤机会也较多。在运动性损伤中，颈部软组织损伤多见于体操、摔跤、拳击和球类等运动项目。

一、病因病理

来自外界的各种暴力是颈部软组织损伤的主要原因。

（1）日常生活中，多因头颈部突然后伸、旋转或前屈而受伤。如乘坐的汽车突然停车时，头部猛烈前冲，或打篮球投篮、端盆泼水时引起头部突然后伸，或在嬉闹中使颈部过度扭转等，均可造成颈扭伤。

（2）长期低头伏案工作，使颈部肌肉受到牵拉而致伤。钝器直接打击颈部引起的挫伤较扭伤少见。

（3）在体育运动中，颈部损伤，多由于训练和比赛时，准备活动不充分，动作失误，颈部突然扭转或前屈、后伸，致颈部肌肉骤然收缩或过度牵拉所致。

颈部软组织损伤的病理表现主要是颈部的肌腱、韧带和筋膜撕裂，毛细血管破裂，逐渐发展到颈部软组织出现肿块、条索状硬结；因强力扭错颈椎小关节而出现磨损和错位，进而压迫颈神经根，引起颈部畸形和上肢神经症状。

二、临床表现

（1）多有外伤或睡眠后颈部出现疼痛的病史。

（2）颈部扭伤多为一侧疼痛，其疼痛往往向背部放散。伤后头颈部向一侧歪斜，患侧颈部肌肉强硬转侧不利，活动受限。每当旋头或仰头时疼痛加剧，颈肩背部似有重物压迫感，患侧肌肉较紧张，在肩胛内缘有明显压痛点。伤侧有轻度肿胀、肌肉痉挛，挫伤者局部有轻度肿胀、压痛。

（3）X线检查：必要时拍摄X线照片排除颈椎骨折、脱位和其他病变。

推·拿·与·按·摩

三、治疗

（一）推拿按摩

1. 点压按摩法

患者取坐位，术者立于患者背后。术者左手扶住患者额部，另一手用拇、中两指点压痛点及天柱、风池等穴。然后在患侧颈肩背部做由上而下的按摩，反复做 4～5 次，最后用轻揉手法施于患侧颈项部，并嘱患者做低头、旋转头颈等活动，患者即感轻松舒适，新伤者一般经手法治疗 2～3 次可愈。

2. 揉捏摇晃法

患者取坐位，术者立于患者背后。术者用舒活酒擦颈部，做表面抚摩、揉捏、提弹、摇晃或用端法。同时配合经穴按摩，掐风池、肩井、肩外俞、天宗等穴，拿肩三对（图 10-1）。

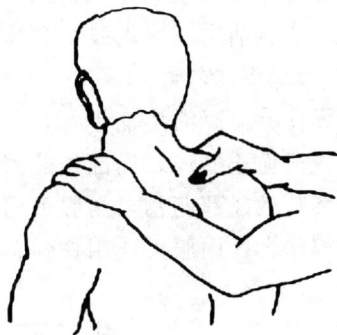

对扭伤者在压痛点周围可加拿法，用拇指、食指、中指对握痉挛的颈肌，做拿捏手法。

图 10-1　颈部理筋手法

3. 拿捏舒筋法

患者取坐位，术者立于患者背后。术者先用右手拇指、食指、中指指腹，沿颈椎脊柱两旁至两侧肩部斜方肌，自上而下揉捻、拿捏数次，以舒利筋络，解痉止痛。进行穴位按摩，常用穴是阿是、风池、风府、天柱、大椎、肩中俞、肩井等穴。术者用拇指腹弹拨患侧胸锁乳突肌中段后缘及斜方肌，并从上至下推揉理顺颈部筋络，一手托其下颌，一手扶托枕部，双手逐渐将头颈向上拔掉，同时将其头颈向左右前后轻缓地旋转 45°。按摩时间每次 20～30 分钟，每日 1～2 次，可连续 10～14 日。

4. 点按端提法

患者取坐位，术者立于患者侧面或背后。术者首先点按压痛点，然后点按风池、肩井、天宗、曲池、手三里、外关、中诸、合谷等穴。每穴点按 5～10 遍，以疏通经络，行气活血。术者一手托住患者下颌，另一手托住枕部，轻轻端提头部，以舒经活络，解除疼痛。

5. 弹拨推揉法

患者取坐位，术者立于患者侧面或背后。术者用拇指腹弹拨患侧胸锁乳突肌中段后缘及斜方肌，并从上至下推揉理顺颈部筋络，一手托其下颌，一手扶托枕部，双手逐渐将头颈向上拔伸，同时将头颈向左右前后轻缓地旋转。每次按摩 1 分钟。

（二）针灸治疗

常用穴位有风池、大椎、合谷、外关等，悬钟、昆仑、后溪为备穴。用强刺激手法，刺一侧或双侧主穴，嘱患者做颈部活动。慢性损伤可留针，配合悬灸。

（三）耳穴疗法

耳穴取颈神门穴，绿豆 2 粒，放在伤湿止痛膏（剪成 1 厘米×1 厘米方块）中间，粘贴在选定的穴位上，同时按压已贴好的耳穴，由轻到重，按至有热和疼痛感为度。并嘱患者转动头颈。经过治疗，大多数患者症状缓解或消失。症状消失后取去胶布和绿豆。

（四）中药治疗

损伤瘀血凝滞疼痛者，以祛瘀生新为主，内服可选用小活络丹、舒筋活络丸或活血止痛汤。局部外贴麝香追风膏、伤湿止痛膏等。兼有头痛头晕者，可酌用疏散风邪药物，内服可用防风芎归汤加减。症状好转时可服小活络丸。慢性损伤者，内服可选用铁弹丸或活络丸。外贴活络膏。

第二节　颈椎间盘突出症

颈椎是承受头部的支柱，除环枢椎之间无椎间盘以外，其余各颈椎之间均有椎间盘相连，其结构与腰椎间盘基本相同，由纤维环、髓核和软骨板组成。颈项部是活动较频繁、活动方向与范围较大的部位，能做前屈、后伸、左右侧屈、左右旋转等活动。颈部活动度较大，因此发生损伤的机会也较多。在运动性损伤中，颈椎间盘突出症多见于体操、排球、水球、游泳、跳水和自行车运动等运动项目。

一、病因病理

（1）颈部长期屈曲，造成慢性劳损。如排球救球滚翻、游泳等引起椎间盘变性，再由某一颈椎的动作突然而发病，如跳水运动员动作失误，头部骤然前屈发生急性损伤。也有的是症状是逐渐出现的。

（2）部分患者有椎间盘退行性变，在损伤时，更易造成颈椎间盘突出。病理变化是纤维环破裂，核突出或脱出，压迫了椎间盘的周围组织，如韧带等出现生颈、肩及肩胛部疼痛。

二、临床表现

（1）多有慢性损伤史。发病缓慢，病程较长。

（2）颈痛逐渐加重，向一侧或两侧肩、臂和手部放射，以肩颈痛为甚。颈部僵硬，活动受限，头晕、头痛、意识障碍、出现视觉症状如复视、视力减退、模糊等，咳嗽、喷嚏使肩臂痛加重。

（3）检查：颈部肌肉痉挛，活动障碍，突出部位的棘突间和椎旁压痛明显，疼痛向肩臂放射。叩击头顶部，出现颈部痛和放射痛。将头颈向上牵引时，疼痛反而减轻，髓核突出压迫神经根，导致肌肉萎缩、无力和感觉异常。

（4）X线检查：摄颈部正位、侧位和斜位片，有助于诊断。如果颈椎正常曲线变直或有成角即有诊断意义。侧位片能看到正常的颈椎生理弧度消失，损伤部位的椎间盘之间的间隙变狭窄，颈椎前后缘有唇样骨质增生，椎间孔变窄等。

三、治疗

（一）颈椎牵引

颌枕牵引法：患者取坐位，头稍前屈，用颌枕吊带牵引，牵引重量从3～5千克开始，增至8～10千克，但牵引重量不宜超过体重1/4。既要取得疗效，又要让患者能够耐受。一日1～2次，一次15～30分钟。坚持数周，可以缓解肌肉痉挛，减轻神经根受压情况，效果较好（图10-2）。

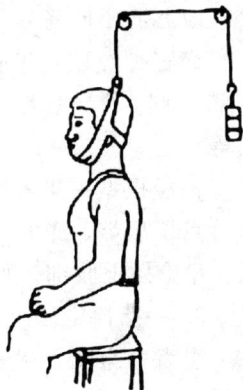

图10-2　颌枕牵引法

（二）推拿按摩

推拿按摩治疗颈椎间盘突出症，应用广泛，具有良好的临床效果。颈肩部擦舒活酒后再进行按摩。先作表面抚摸，再以揉捏、提弹、搬动、旋转等手法，使肩部肌肉放松。一日或隔日一次。应当指出，推拿按摩治疗颈椎疾患，使用手法必须正确恰当，灵活掌握，点按手法宜轻柔。严禁暴力强行屈伸扭转，以免造成颈椎骨折、脱位损伤脊髓引起意外事故。

1. 揉拿点推法

患者取坐位，术者立于患者侧面或背后。患者头前屈至适当角度。术者一手拇指按住患椎棘突，反复按揉风府、哑门至大椎等穴。主要按揉酸痛点，再用两手拿肩部深肌群，点风池、肩井、肩贞、天宗、肩中俞、大椎、阿是穴等，活动颈部，配合摇法，按揉颈项部，拍打背部，用推法并点按足三里、手三里等穴。

如属于椎动脉型，则按上述手法操作，加推印堂，揉太阳，点按百会、风池、风府等穴。再按太阳穴片刻，沿少阳经点推肩中俞，梳头部两侧。如属于神经根型，推拿按摩方法同上，同时，点肩中俞，按揉颈肩部两侧。

2. 指针点穴法

患者取坐位，术者立于患者侧面或背后。术者拿两侧上肢和极泉穴，指针点压肩髃、秉风、天宗并按大椎以下各俞穴，点压曲池、手三里、合谷穴，并捻揉上肢部。如颈项韧带强直，点揉风池、昆仑穴，并嘱患者取仰卧位，双手作用于颈部椎体两侧的项韧带，先松解、后拔、理、顺经筋，由浅至深以松解颈部强直。

脊柱型：患者取俯卧位，术者立于患者侧面。术者指针点压脊柱两侧膀胱俞及其以上各俞穴；按揉昆仑、承山、委中至臀、股后部及后小腿侧部并做屈膝、踝关节背伸动作。然后，嘱患者取仰卧位，揉大腿部及屈伸膝、胯部并握两踝关节抖动双下肢动作。

椎动脉型：患者取坐位，术者立于患者身后。术者用指针点压颈椎两侧软组织。兼眩晕耳鸣者，取太阳、攒竹、百会、耳门、听宫等穴，用指针点压；兼恶心呕吐者，取内关、脾俞、胃俞和足三里等穴，进行点压。

交感神经型：患者取坐位，术者面向患者。术者用指针点压前额，点揉两侧太阳、攒竹、睛明、四白穴；点揉百会、合谷等穴；点压两侧心俞、膈俞等穴。

神经根型：患者取坐位，术者立于患者身后。术者拿两侧上肢和极泉穴，指针点压肩髃、秉风、天宗并按大椎以下各俞穴；点压曲池、手三里、合谷穴，并捻揉上肢部。如兼颈项韧带强直，点揉风池、昆仑穴。

3. 一指禅推法

患者取坐位，术者立于患者身后。术者用滚法施于颈、肩、上背及患肢5分钟。然后，术者按揉或用一指禅推法推颈椎两侧，上下往返数次；再拿风池及颈椎两侧到肩井，顺次揉风池、风府、天鼎、缺盆、肩井、肩中俞、肩外俞、曲池、手三里、合谷、小海、内关、外关、神门等穴。随后做颈项部拔伸法及左右旋转法，提两侧肩井，并搓患肩至前臂反复几次。

（三）复位

推顶法复位：患者取坐位，甲助手双手握患者双肩，膝顶胸背部，乙助手一手托下颌，另一手扶按头枕部，二人持续对抗牵引3～5分钟，术者站在患侧，手臂抱住患者头部，用肘窝托其下颌，手掌固定对侧头顶，另一手拇指按住患部，在维持牵引下，拇指用力向椎间隙推、顶，头部后伸，使之还纳。手法结束后，做表面抚摩，放松肌肉。术后患者卧床休息，头须保持后伸位。

（四）针灸治疗

针刺选用风池、肩井、天宗、肩髃、曲池、合谷、内关、外关等穴，间日 1 次，一次 2～3 个穴位，并配合艾灸。

（五）中药治疗

内服可选用除痹逐瘀汤、桂枝附子汤或骨刺丸等。外贴活络膏。急性发作，颈臂疼痛较重者，可内服舒筋汤；麻木明显者，可内服全蝎粉，早晚各服 1.5 克，开水调服。

对于经上述治疗无效或病情加重者，可酌情考虑手术治疗。

第三节　腹部肌肉拉伤

腹部包括腹壁和腹腔两部分。腹壁主要由腹肌组成，分为腹前壁和外侧壁，主要有腹直肌、腹外斜肌、腹内斜肌、腹横肌和腹后壁的腰肌等。腹部肌肉拉伤，常见于腹直肌，其次为腹外斜肌和腹内斜肌。腹部肌肉拉伤是指在外力的直接或间接作用下，使腹部肌肉猛烈主动收缩或被动过度拉长时所引起的肌肉损伤。在运动性损伤中，多见于体操、技巧、跳远和跳伞等运动项目。

一、病因病理

在运动性损伤中，肌肉拉伤发病率高，约占各种损伤的 25％。

（1）在比赛或专项训练中，一次猛烈地收腹和过度地挺腹，或反复过多地收腹、挺腹训练，尤其是准备活动不充分，训练水平不高，疲劳或负荷过重，技术动作错误，动作用力过猛或粗暴，导致腹部肌肉拉伤。

（2）气温过低，肌肉僵硬，湿度太大，场地和器械的质量不良等情况下，容易造成腹直肌的急性拉伤和慢性劳损。

病理变化是局部组织细胞遭到破坏，出现组织内血肿。出血停止后，即出现反应性炎症。小血管扩张、充血、血管壁的通透性增高。除了血肿外，还形成水肿。肿胀产生了压迫和牵扯性刺激，进一步加剧局部疼痛。如体操运动员反复地收腹、挺腹动作；跳远运动员在跳远时，踏跳腾空后挺腹紧接急剧收腹，练习爬绳动作等，均易造成腹肌拉伤。

二、临床表现

（1）有明显的受伤史，或过多收腹、挺腹训练史。

（2）腹部广泛疼痛，尤以脐周疼痛为重，伤后常弯腰行走，不敢挺腹，仰卧困难，腰后伸或咳嗽时疼痛加剧。无固定压痛点。

（3）检查：腹壁紧张，肌肉痉挛呈带状。仰卧起坐试验阳性。仰卧抬腿试验阳性，并可以通过本试验确定痛点。

三、治疗

（一）推拿按摩

掌揉指针法：患者取仰卧位，术者立于患者侧面。按摩应先浅后深，用力由轻到重，再由重到轻结束。在损伤处周围和损伤所涉及经脉循经取穴。应从损伤周围到损伤局部，最初几次按摩损伤局部，用点穴手法，用力必须轻柔，以防发生化骨性肌炎。在腹部擦舒活酒，按摩以表面抚摩和掌揉为主。并配合指针中脘、气海、关元、中极等穴。一般一日2～3次。

（二）中药治疗

内服可选用柴胡疏肝散。外贴宝珍膏或敷双柏散。

第十一章　腰背部运动性损伤的推拿按摩

第一节　腰部扭挫伤

腰部是脊柱运动中负重大、活动多的部位，是身体活动的枢纽。因此，腰部的肌肉、筋膜、韧带、小关节突和椎间盘等易受损伤。腰部扭挫伤是临床常见疾病，包括腰部肌肉和腰背筋膜损伤，多发于青壮年。祖国医学将腰部扭挫伤称为"闪腰"。在运动性损伤中，腰部扭挫伤多见于举重、体操和武术等运动项目。此外，也常见于体力劳动者。

一、病因病理

腰部扭挫伤可分为扭伤与挫伤两大类，扭伤较多见。腰部扭伤多发生于腰骶、骶髂关节、椎间关节或两侧骶棘肌等部位。腰部扭伤多为突然遭受间接暴力所致。

（1）如搬运重物用力过度，身体负重过大，超过了所能承受的范围，或体位不正而引起腰部筋肉瘀血郁滞，气机不通，或筋膜扭闪，或骨节错缝等，均能导致腰部损伤。如在举重运动中，当举起杠铃后，若重量太大，运动员腰背部肌力不足，不能保持身体平衡，重心不稳，发生扭闪；武术运动的旋风腿，跳起后身体扭转过猛等。

（2）在训练时动作不正确、球场过湿、运动员快速奔跑时，踩滑而使腰部猛烈扭闪，也是致伤的常见原因。突然扭转上身或偶尔咳嗽、泼水等动作而引起腰部扭伤。腰部挫伤多为直接暴力所致，如车辆撞击、高处坠跌、重物挫压等致使肌肉挫伤、血脉破损、筋膜损伤，引起瘀血肿胀，疼痛、活动受限等，严重者还可合并肾脏损伤，可出现血尿等症状。

二、临床表现

（1）有明显的受伤史。

（2）伤后腰部立即出现剧烈疼痛，持续性疼痛，休息后症状减轻。病情严重者，受伤时有撕裂感，并有腰部折断的感觉。咳嗽、喷嚏、用力大便时可使疼痛加剧，腰不能挺直，局部皮下瘀血、肿胀。轻者双手叉腰缓行，重者需要他人搀扶行走。以后腰痛加重，活动受限，起卧和翻身均需人帮助。不敢用力咳嗽或打喷嚏，稳定腰部后，才敢小心咳嗽，否则疼痛难忍。

（3）检查：直腿抬高试验为阳性。骨盆旋转试验为阳性。腰部前屈、后仰和侧弯等动作均受限。受伤部位的肌肉、筋膜僵硬、痉挛及压痛。压痛点多在腰骶关节、髂嵴后缘、骶骨后面和腰椎横突，尤以第三腰椎横突压痛明显。

（4）X线检查：腰部照片，无明显异常改变。可以排除骨折和其他病变。

三、治疗

急性腰部扭挫伤患者一般都应卧床休息。用木板床，腰后垫一小褥，使肌肉韧带松弛，以减轻病理反应，避免重复受伤。

（一）推拿按摩

1. 揉按拔伸法

患者取俯卧位，术者立于患侧。术者用双手揉按两侧腰肌和腰骶部及两侧臀部3～5分钟，以松解肌肉的紧张，然后将脊柱做拔伸。此时，术者一手按住患者腰部痛处，另一手托抱患侧大腿，向背侧斜扳或摇晃数次，如腰两侧俱痛者，可扳动两腿（图11-1）。对椎间小关节错位或滑膜嵌顿者，可采用坐位脊柱旋转手法治疗（图11-2）。在整个推拿过程中，手法的重点区域应是痛点，急性期症状严重者可每日推拿1次，轻者隔日1次。

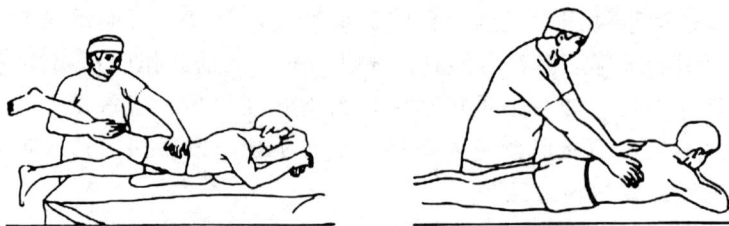

图 11-1　腰部扭挫伤理筋手法

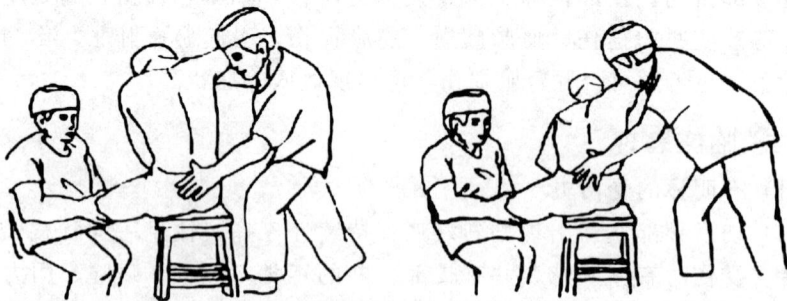

图 11-2　坐位脊柱旋转手法

2. 掌揉指针法

患者取俯卧位，头偏向一侧，双臂在体侧放松。术者立于患者侧面，在腰骶部外擦舒活酒。术者先做表面抚摩，再用掌根做揉、推、按压等，手法由轻到重。然后用双拇指指针阿是、环跳、委中、昆仑、肾俞和腰眼等穴。最后用表面抚摩手法。一般 2～3 次，即可痊愈，可每日或隔日 1 次。

3. 点按穴位法

患者取俯卧或坐位，术者立于患者侧面，取昆仑、太溪、风市、委中、手三里、人中等穴。首先点按健侧下肢到上肢穴，然后点按患侧穴位，最后点按人中。手法由轻到重，以患者有较强的酸麻胀感为度。每穴点按 5～10 次。同时嘱患者活动腰部，以缓解软组织痉挛和消除疼痛。

4. 搓摩指针法

患者取俯卧位，术者立于患者侧面。术者先用手或热毛巾在患者腰部热敷，并搓摩约 3～5 分钟，再让患者站立，两手高举约 1～2 分钟放下，歇 2 分钟后再举手。然后，术者用左右手大拇指和食中二指，骑跨在患者命门穴两旁（相当于肾俞穴处）腰部肌肉处，重力按拿，患者感到腰部酸重倍增，有的周身汗出。术者掌握指力，适可即止。此后，嘱患者两手放下，术者在患处隔衣重拍数下，以缓解腰部酸楚疼痛。

5. 弯腰膝推法

患者弯腰，术者用膝头顶住患者腰部命门穴处，并将两手放于患者腋窝下方，挟住患者前胸，用力将患者身体略向后倾，两足离地，约 1～2 分钟后放下。让患者直立、弯腰，两手放于膝上，自行挺起，能够缓解腰部酸楚疼痛。

6. 贴背颤抖法

术者与患者背对背站立。术者用两手向后反抱，背起患者，使其腰部贴着术者臀尖部（骶椎处），术者即运用力量振颤抖动数下，有的患者会感到腰部"喀"的一声，立即松快，放下后就能活动弯仰，酸痛缓解或消失。

7. 抱膝滚腰法

患者取仰卧位、术者立于患者侧面。术者嘱患者屈膝屈髋，双手抱膝紧贴腹部，头尽量向双膝靠拢，在患者能忍受的情况下，由慢到快、幅度由小到大地滚动。

8. 指推滚揉法

患者取俯卧位，术者立于患者侧面。术者用大拇指与食、中、无名指推拿患者腰背部两侧骶棘肌，以皮肤微红，酸胀的肌肉有松弛的感觉为度；再用滚法、摩法、揉法继续作用于骶棘肌；最后用手掌作用于腰部，以振荡法一两分钟善后。

（二）针灸疗法

一般以痛点为俞，并可选取肾俞、委中、昆仑，环跳、承山等穴位做针刺，强刺激。

（三）中药治疗

1. 初期

腰部扭挫伤血瘀甚者，侧重于活血化瘀，内服可选用腰伤一方或桃红四物汤。腰部扭挫伤气滞甚者，内服可选用舒筋汤。外贴宝珍膏或敷双柏散，或外用黄柏、赤芍、川芎、乳香、没药、白芷、泽兰、牛膝、杜仲，水调敷伤部。

2. 后期

内服可选用疏风养血汤、腰伤二方或腰痹止通汤。外用膏药，可选用跌打损伤类膏药和麝香追风膏、伤湿止痛膏等。亦可配合热熨或熏洗。

第二节　腰肌劳损

腰肌劳损又称腰背部肌肉损伤综合征、腰背部纤维织炎，是指腰部肌肉、筋膜、韧带等组织的慢性损伤，是最常见的腰腿痛疾病之一，也是运动性损伤中的常见病，不少运动项目都可发生。

一、病因与病理

腰肌劳损涉及的疾病很多，泛指没有器质性改变的慢性腰背部痛。腰肌劳损可分为动力性腰肌劳损和静力性腰肌劳损。动力性腰肌劳损多见于从事运动和体力劳动的人；静力性腰肌劳损多见于久坐和久站的办公室工作人员。引起腰部劳损的病因较多，常见的有以下几种。

（1）腰部急性扭伤后，未能获得及时而有效的治疗，损伤的肌肉筋膜撕裂出血，血肿不能很好地吸收，渗出物纤维化，使肌肉、筋膜发生粘连。迁延日久发展成为慢性腰痛。这是腰部劳损的主要原因之一。

（2）长期腰部姿势不良，或长期从事腰部持力及弯腰工作，可引起腰背筋膜肌肉劳损，导致腰痛。如在训练中，过多或过密的腰部活动，腰肌负担过重，由于过度疲劳，逐渐积累而发生腰肌劳损。多见于农民、矿工、翻砂工、制鞋工等。

（3）在训练、比赛或健身后，没有及时更换已汗湿的衣裤，或立即吹风、冲冷水，风寒湿邪侵入机体，使经络阻滞，气血运行不畅或骤然受凉肌肉痉挛，小血管收缩，严重地影响肌肉的营养与新陈代谢。长期营养障碍使肌肉发生纤维变性，导致慢性腰痛。

（4）腰椎有先天性畸形和解剖缺陷者，如腰椎骶化、骶椎腰化、椎弓崩裂与腰椎滑脱，如胸腰椎压缩骨折所致的后突畸形。这是腰肌劳损的内在因素。

二、临床表现

（1）多有不同程度的外伤史或急性腰扭伤未彻底治疗的历史。

（2）有些患者有腰部活动过多、密度过大或长期弯腰作业或遭受风寒湿侵袭的病史。腰骶部一侧或两侧酸胀、疼痛、软弱无力，多为隐痛，时轻时重，反复发作，休息后疼痛减轻，劳累后疼痛加重。并与天气变化有关，遇寒冷和潮湿，腰部酸胀痛明显。久站久坐，腰部发胀，常需变换体位或用拳叩击腰部即感舒适。部分患者夜间疼痛加重，盗汗，会阴和肛周有牵张感，影响睡眠。

（3）检查：检查脊柱外形一般正常，俯仰活动多无障碍。腰肌或筋膜劳损时，骶棘肌处、髂骨嵴后部或骶骨后面腰背肌止点处有压痛，棘上或棘间韧带劳损时，压痛点多在棘突上或棘突间。腰肌劳损压痛点（图11-3）。病情严重者，有一侧或两侧骶棘肌痉挛，呈板状或条索状，压痛较甚，范围广。

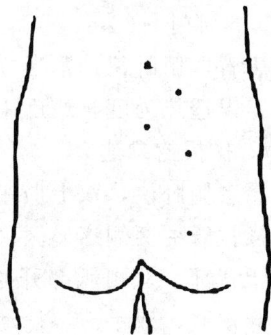

图 11-3　腰肌劳损压痛点

三、治疗

（一）推拿按摩

按摩手法和顺序与治疗腰部扭挫伤的手法基本相同。主要在痛点及其周围做按摩揉压等手法，但是推拿按摩时间宜长，力量宜大。在结束前，用拇指强刺激、弹拨痛点，以疏通经络，缓解痉挛。对老年患者不宜使用拔伸提腿斜扳等较重的手法。手法治疗一般隔日一次，10次为一疗程。

1. 指推摩揉法

患者取俯卧位，术者立于患者左侧。术者用双手大拇指与食、中、无名指，推拿患者腰背部两侧骶棘肌，以皮肤微红，酸胀的肌肉有松弛的感觉为度。再用滚法继续作用于骶棘肌，然后在腰背部两侧的骶棘肌处，分别使用摩法、揉法。最后用手掌在腰部使用振荡法。

2. 揉按滚拿法

患者取俯卧位，术者立于患者左侧。术者用手掌揉按脊柱两侧足太阳膀胱经循行部位，先从上到下，再从下到上，并用滚法施术一分钟，然后拿捏腰痛点及腰肌痉挛处。

3. 拨络点穴法

患者取俯卧位，术者立于患者左侧。术者用拇指拨动腰部肌群，以有剥离感的肌腱为主，用点穴法点按痛点及肾俞、腰阳关、承扶、委中和腰痛反应点等。

4. 斜扳牵引法

患者取俯卧位，术者立于患者左侧。术者斜扳腰椎左右各一次，然后双手拿患者双踝向上方牵引 1 分钟，再用力抖动一次，也可用机械牵引床。

5. 热擦拍打法

患者取俯卧位，术者立于患者左侧。术者用冬青油膏抹于患者腰骶部做直擦，以透热为度。最后用拍打法拍打腰部和下肢一遍，结束治疗。

6. 揉拨捻拿法

患者俯卧位，双上肢平放，使肩背部平坦松弛，术者立于患者左侧。术者先揉拨脊柱两侧疼痛区，力量由轻到重，可反复操作 3～5 遍，然后让患者暴露腰背部。从腰骶部开始，沿脊柱线、脊柱旁两侧线，用拇指、食指及中指提起皮肤，双手交替捻动向前，使皮肤向前滚动，直至大椎穴处。先中间，后两侧，各捻拿一次为 1 遍，每次 2 遍，最后用轻快柔和的滚、揉、叩击手法以缓解。

在使用推拿按摩手法时，结合功能锻炼，如仰卧起坐、飞燕式运动，即俯卧、上半身和下肢向上同时抬高，或站立压腿、仰卧直腿抬高活动和旋转腰部活动，并放松腰部肌肉。

（二）针灸治疗

取穴大致与腰部扭挫伤相同，手法宜用补法或加温针、艾灸、拔火罐等，隔日一次，10 次为一疗程。也可取肾俞、腰阳关、命门、腰眼、八髎、环跳、委中、昆仑等穴。每次选用 3～4 个穴位，可针亦可灸。

还可取阿是穴及其邻近部位穴位，如肾俞、志室、气海俞、命门、腰阳关等，针刺后可加拔火罐，以散瘀温经止痛，隔日一次，10 次为一疗程。耳针刺腰骶区为主，也可取神门、肾区等，可稍做捻转，两耳同刺，留针 10 分钟，隔日一次，可连做 2～3 次。

（三）中药治疗

内服可选用小活络丹或活血酒。外贴温筋通络膏药。因感受寒湿诱发，寒湿偏胜者，治宜宣痹温经通络，可服羌活胜湿汤或独活寄生汤。对体质虚弱者，宜养气血、补肝肾、壮筋骨，可选用当归鸡血藤汤或补肾壮筋汤等。

兼患脊柱骨质增生者，可配合服骨质增生丸、骨刺片。

第三节　腰背肌肉筋膜炎

腰背肌肉筋膜炎又称"腰背肌劳损""腰背部纤维炎""腰背筋膜疼痛症候群""风湿症"等。本病在运动员中非常多见，约占运动性损伤门诊病例的10%，占腰痛病例的60%，在许多运动项目都可能发生，是腰背部疼痛的重要原因。发生后有的仅影响训练及成绩提高，但病情严重者需长期休息。

一、病因病理

本病的病因尚未完全明确。大多数学者认为，腰背肌肉筋膜炎与外伤、发烧、缺乏维生素 E 有关。铸工中患者较多，说明与劳动强度和工作性质也有关。

（1）本病多因急性腰扭伤后，未能获得及时而有效的治疗，就投入训练，逐渐演变而成劳损。

（2）反复多次受伤，使扭伤的软组织未能得到充分修复，局部出血和渗出液不能及时被吸收，导致产生纤维性改变和瘢痕组织，压迫或刺激神经而引起症状。

（3）训练中过多过密的腰部活动，腰肌负担过重，导致局部组织的微细损伤，影响肌肉的营养和代谢，逐渐积累而发病。

（4）习惯性姿势不良或长期处于某种特定姿势的静力性工作，肌肉持续收缩，肌张力增高，局部血液运行不良，肌纤维变性，可逐渐发展为肌肉筋膜炎。

二、临床表现

（1）多数有急性腰扭伤未彻底治疗，或有腰部活动过多、密度过大或长期弯腰工作或感受风寒湿邪的病史。

（2）背部、腰骶部一侧或两侧局部酸、胀、疼痛、软弱无力、怕做弯腰动作。休息后减轻，劳累则加重。准备活动后疼痛减轻，运动训练后加重，经休息又减轻。适当活动或改变体位可减轻症状。于坐站较久或行走多时加重，凌晨 3～4 点时加重，更换体位、按摩或扣打可减轻症状。此外，疼痛还与天气变化有关，遇寒冷和潮湿，腰部酸胀痛明显。兼风寒湿邪侵袭者，患处喜热怕冷，局部皮肤粗糙、感觉迟钝。腰背外形多无变化，功能活动范围正常。

三、治疗

(一) 推拿按摩

1. 拿揉腰肌法

患者取俯卧位，头偏一侧，术者立于患者侧面。术者双手并拢，拇指外展，其余手指伸直，拿住两侧的肾俞穴，交替拿揉，从上而下至双侧上髎穴。反复10~20遍（图11-4）。

2. 点拨腰肌法

患者取俯卧位，术者立于患者侧面。术者用双手的食、中、无名指的指腹及指端，点按脊柱一侧的肌肉和筋膜，由上而下做横向拨动。做完一侧之后，再点拨另一侧。每侧点拨10~20遍（图11-5）。

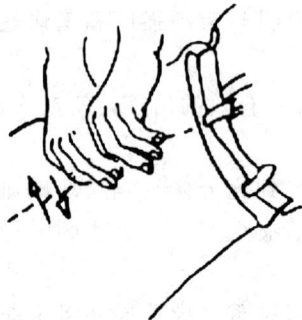

图 11-4　拿揉腰肌法

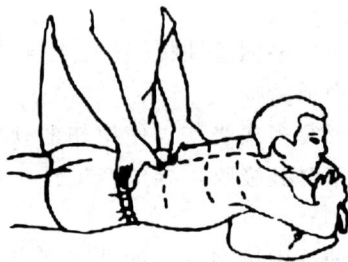

图 11-5　点拨腰肌法

3. 点按滚擦法

患者取俯卧位，术者立于患者侧面。术者用双手在腰背部用分推法和滚法，然后将拇指点脊柱两旁足太阳膀胱经，自上而下至腰骶部，连续3次。术者用手背及掌指关节突出部，放在患者的皮肤上，在背部足太阳膀胱经两条经线及督脉，自上而下的滚动至腰骶部，反复3次。用手掌面及鱼肌部接触患者皮肤，由上而下来回推擦。根据不同的部位，一般背部用直擦法，腰部用横擦法，使皮肤潮红，有发热感为宜。

4. 推摩俞穴法

患者取俯卧位，术者立于患者侧面。术者用双手拇指指腹，置双侧关元俞，向上推摩，经大肠俞、气海俞、肾俞、三焦俞至胃俞止。反复10~20遍。直至局部有温热感。此法反复4次。

5. 点揉穴位法

患者取俯卧位，术者立于患者侧面。术者用拇指指端点揉下肢的环跳、承扶、风市、委中、阳陵泉、承山、悬钟等穴，每穴30次，点揉一侧之后，再做另一侧。

6. 按揉推拨法

患者取俯卧位，术者立于患者侧面。术者沿着脊肌自上而下，用拇指和双拳做按、揉、推、拨，力度中等。患处宜偏重偏深。另外，局部辅以滚法、掌拍法。病程较长、症状较重者，点按风门、天宗、大杼、膈俞、脾俞、肾俞、委中等穴，以增强疗效，防止复发。

（二）针灸治疗

背部取阿是穴，腰部可取志室、肾俞、大肠俞、环跳、殷门、委中穴。

（三）中药治疗

治疗原则：舒筋活血，温经通络。内服术桂散或虎潜丸，外贴活络膏。

第四节　腰椎间盘突出症

腰椎间盘突出症又称腰椎间盘纤维环破裂症、腰椎间盘髓核突出症，是常见的腰腿痛疾病，好发于 20～50 岁的青壮年，男多于女。椎间盘突出症之所以易发生在腰部，是因为腰椎的负重量及活动度较胸椎为大，尤以腰 4～5 及腰 5～骶 1 之间为腰椎间盘突出症的好发部位。在运动性损伤中，多见于举重、体操、排球、投掷和跨栏等运动项目，也常见于体力或脑力劳动者。

一、病因病理

椎间盘位于两个椎体之间，每个椎间盘由软骨板、纤维环、髓核 3 部分组成，有稳定脊柱，缓冲震荡等作用。

（1）一般在 20～30 岁以后，随着年龄的增长以及不断遭受挤压、牵引和扭转等外力作用，使椎间盘逐渐发生退化，髓核含水量逐渐减少而失去弹性，纤维环可发生萎缩变性，这是造成腰椎间盘突出症的内因。

（2）在腰椎退行性变的情况下，可以因一次急性腰部扭伤，或长期反复损伤，或弯腰抬取重物时致腰部闪扭伤，易引起已萎缩变性的纤维环发生破裂，从而使髓核从破裂处膨出，压迫神经根而产生相应症状，造成腰椎间盘突出症，可见外力作用是导致腰椎间盘突出的主要外因。

（3）少数患者腰部着凉，或寒湿侵袭腰部，使肌肉痉挛，小血管收缩，影响局部血液供应，使椎间盘营养障碍，肌肉痉挛，亦可加重椎间盘的负担，促使已变性的纤维环的损伤加重，发生髓核突出而致病。

二、临床表现

（1）多有不同程度的外伤史。少数患者有腰部受寒史。

（2）伤后立即出现腰部一侧或双侧剧烈疼痛。伤侧腰肌痉挛，僵硬，活动受限，患肢发凉，小腿外侧，足背、足跟及足蹬趾处有麻木感。行走及坐卧困难，以后逐渐产生坐骨神经痛。咳嗽、打喷嚏、直腿抬起、伸腿坐起、直腿弯腰、步行、弯腰、屈颈等动作可使神经根受到牵拉引起疼痛加剧。站立后、行走时疼痛加重，侧卧休息则减轻，夜晚疼痛加重，甚至不能入睡。

（3）检查：约80％～90％的患者脊柱有明显的"S"形侧弯，多数突向患侧。腰椎生理前凸减少或消失，呈板平状或轻度后凸。约90％的患者腰部屈伸和左右侧弯呈不对称性受限（图11-6）。

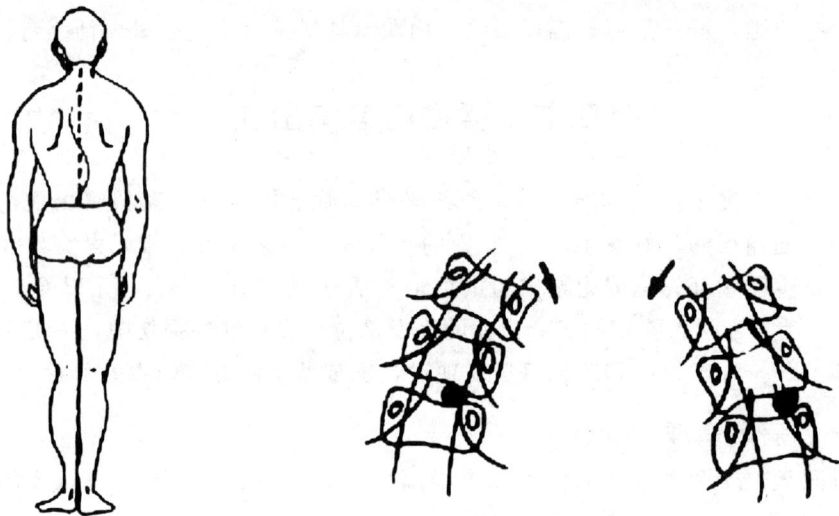

图 11-6 腰椎间盘突出症的脊椎侧弯

突出在神经根内侧，腰弯向患侧，突出在神经根外侧，腰弯向健侧蹬趾背屈试验为阳性，即患侧蹬趾背屈力减弱。直腿抬高试验及直腿抬高加强试验均为阳性。（图11-7）

屈颈试验或仰卧挺腹试验为阳性。膝或腿腱反向减弱，小腿后外侧及足背皮肤感觉减退。

（4）X线检查：正位片，可见脊柱侧弯和患侧椎间隙变窄；侧位片，

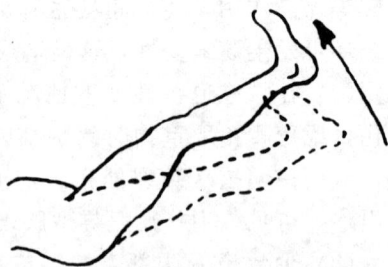

注：实线为直腿抬高试验，虚线为加强试验

图 11-7 直腿抬高试验和加强试验

显示腰椎生理前突减小、消失或后突，由于椎间小关节和前、后纵韧带松弛，有时可发现病变椎间盘上、下椎体的前后错位。斜位片上如发现椎间隙前窄

后宽，有助于诊断。

三、治疗

对病程较短、症状较轻者，多采用卧床休息、针灸和药物等进行治疗。症状较重者还可采用一些手法：麻醉推拿、骨盆牵引或手术治疗。

（一）推拿按摩

对腰腿疼痛，脊柱侧弯不大，直腿抬高可达50°者，宜用推拿手法。

1. 推按指针法

患者取俯卧位，双手置体侧放松，术者立于患者侧面。术者在腰骶部擦舒活酒做按摩，先做表面抚摩，然后顺脊柱和骶棘肌由上而下做揉、推压、按压数分钟，再于腰眼、肾俞、环跳、委中、昆仑等穴位做指针刺激，最后抚摩表面。一次推拿约15～20分钟，每日或隔日一次。

2. 斜扳伸腿法

对症状较重，起坐困难的患者，取俯卧位施行推拿手法后，再嘱患者侧卧，术者一手按其髂骨后外缘，另一手置于其肩前，两手同时用力向相反方向斜搬（也可由二人共同按上法进行斜扳），此时在腰骶部常可闻及弹响声（图11-8）。然后伸直下肢做腰髋过伸动作3次。再换体位做另一侧治疗。

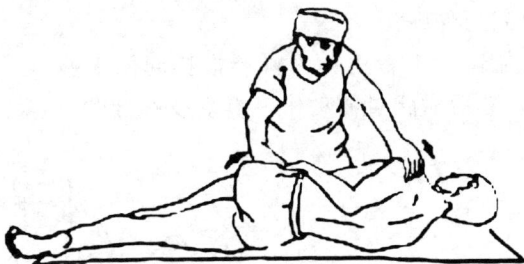

图 11-8　斜扳伸腿法

3. 拇指点按法

患者取坐位，术者立于患者身后。患者双腿弯曲呈90°，双手掌心向上放于大腿上，全身放松。术者先点按双侧肺俞穴约2分钟，再下移至平衡穴约1分钟，疼痛消失则点按停止。然后，术者坐在患者身后，双手拇指紧贴腰椎棘突下移，找出有向侧面移位的棘突和真假阳性反应点。先用拇指顺腰椎两侧紧揉慢移，以产生透热感为度。然后用同侧拇指指尖发力顶住反射点（即阳性反应点），另一手扶住患者同侧肩部，搬动患者肩部，让其腰部产生屈伸侧弯及旋转的动作。术后患者腰部有轻松感时，术者再用拇指点按腰骶部阳性反应点至疼痛消失，再依神经受压情况点按环跳、足三里、解溪、大敦等穴。

4.麻醉推拿法

硬膜外麻醉较为安全。麻醉后，推拿手法具体操作步骤如下。

第一步：患者仰卧，术者及助手2～8人分别牵拉患者两足踝部及两侧腋窝部，做对抗拔伸牵拉。然后先将患肢屈髋屈膝，做顺时针旋转髋关节3～4次后，再将患肢直腿抬高至最高位置时用力将踝关节背伸（图11-9），反复操作3次后再依上法施于健侧下肢。

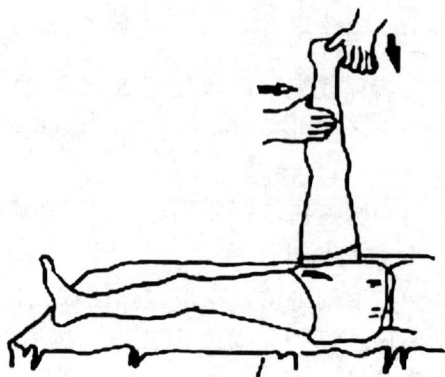

图 11-9　直腿抬高

第二步：患者改侧卧位，患侧在上，术者站于患者背后，以一手臂环抱托起患侧大腿，另一手按压在患侧腰部，先转动髋关节2～3次，再将患肢外展30°并向后过伸扳拉2～8次（图11-10）。然后更换患者体位，健侧在上，依上法操作。

第三步：重复斜扳伸腿法。

第四步：患者俯卧，术者用一手臂环抱托起两下肢（另一手按于患者腰部）摇动2～3次，然后做腰过伸动作，重复2次（图11-11）。

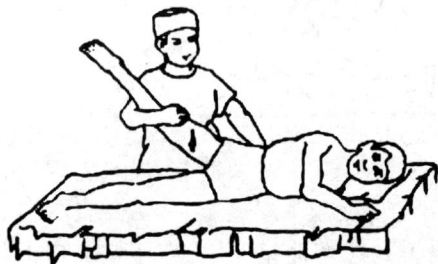

图 11-10　侧卧位扳腿

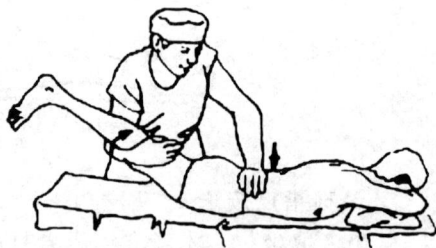

图 11-11　俯卧位运腰

第五步：患者俯卧，两名助手再做腰部拔伸，此时，术者用双手掌根部按压患椎棘突部，重复操作3次，每次约1分钟。患者接受推拿治疗后，宜卧床休息1～2天，再做第二次推拿治疗（图11-12）。在治疗期间，应注意少做弯腰、旋转腰部等活动，以免引起再度扭伤和症状加重。

点按下肢各穴：可选择下肢的环跳、风市、足三里、承扶、委中、承山、三阴交等穴。术者双手拇指点按下肢双侧穴，每穴点按10分钟，反复3～

5 遍。

（二）骨盆牵引

牵引治疗腰椎间盘突出症效果显著。对初次发作或反复发作的急性期患者，仰卧于床上，在腰髂部缚好骨盆牵引带后，将足跟一侧的床脚垫高10～15 厘米，以做对抗牵引，其牵引重量可在两侧各用 10 千克，每天牵引一次，每次约 30

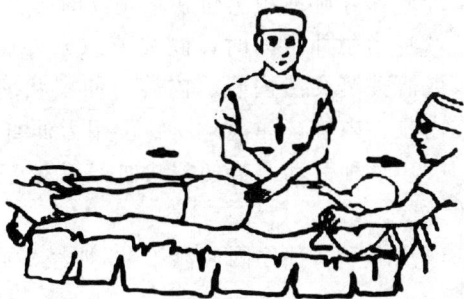

图 11-12　对抗拔伸后按压腰部

分钟。牵引重量和牵引时间可根据患者情况进行调整。孕妇或合并高血压、心脏病者禁用。如能坚持治疗，3～4 周内可望缓解。

（三）针灸治疗

取阿是穴、环跳、殷门、阳陵泉、承山、悬钟等穴，用泻法，隔日 1 次。冬天可用温针灸法。亦可加用灸法或拔火罐。

（四）中药治疗

1. 初期

内服可选用舒筋活血汤或复元活血汤。

2. 中期

内服可选用五灵二香丸。外贴活络膏。

3. 后期

内服补肾壮筋汤或壮腰健肾丸。外贴活络膏。

第五节　梨状肌综合征

梨状肌综合症是因急慢性损伤，或解剖上变异，导致梨状肌发生损伤性炎性改变，刺激或压迫臀上神经、阴神经、股后皮神经、坐骨神经、臀下神经及臀上、下动脉和静脉受压，而产生的腰腿痛，称为梨状肌综合症。

一、病因病理

梨状肌起于第 2、3、4 骶椎前面，分布于小骨盆的内面，经坐骨大孔入臀部，止于股骨大粗隆。该肌形态细长，受第 1～2 骶神经支配，主要功能是外旋髋关节。

（1）梨状肌综合症病因，主要有梨状肌的损伤和梨状肌解剖结构变异，以前者为多，后者为坐骨神经受梨状肌的压迫准备了先决条件。在下肢突然过度外展、外旋或由蹲位猛然站立时可使该肌发生急性损伤。

（2）当髋部扭闪时，髋关节急剧外旋，使梨状肌受到过度牵拉而猛烈收缩；或髋关节突然内收、内旋，使梨状肌受到牵拉，如滑雪运动员大腿部长期在内收、内旋，屈髋、屈膝位用力伸直，使梨状肌受到反复过度牵拉致伤。

（3）某种劳动姿势使梨状肌经常处于过度紧张、牵拉状态而形成增生肥厚等改变。

（4）由于某种原因使骶1～2神经根或骶丛神经受到刺激，可继发梨状肌痉挛。

二、临床表现

（1）大多有髋部外伤史。可因感受风寒引起。

（2）典型症状是臀部疼痛伴同侧坐骨神经痛。下肢沿坐骨神经走行方向（大腿后侧、小腿外侧或前侧、外踝、足背至足趾）有放射性疼痛。轻者髋关节疼痛，重者有刀割样剧痛，不能入睡，影响日常生活。可因咳嗽、劳累或感受风寒湿邪而加重放射痛。有的患者疼痛放射到下腹部或大腿外侧，会阴部有不适感。或遇气候变化而加重。由于臀部痛伴腿痛，患者不能行走或跛行。

（3）检查：腰部无压痛与畸形，活动不受限。患侧臀部肌肉可有萎缩，在梨状肌体表投影部有压痛及放射性疼痛。

梨状肌试验呈阳性：直腿抬高，在60°前疼痛明显，超过60°时，疼痛减轻。直腿抬高，髋内收、内旋时，疼痛出现。

三、治疗

（一）推拿按摩

1. 按摩弹拨法

患者俯卧位，术者立于患侧。术者先在臀部、腰部痛点进行按摩，待局部感到温暖舒适后，再用双拇指相重叠，触摸清楚梨状肌，用弹拨法来回拨动该肌，弹拨方向应与肌纤维相垂直。弹拨10～20次后，重新按压痛点，约1分钟，最后由外侧向内侧顺梨状肌纤维走行方向做推按舒顺。可隔日做1次。

按摩臀部，外擦舒活酒，用表面抚摩、揉和、推压手法，解除臀部肌肉痉挛。然后用拇指在压痛点弹拨，用力宜大，以患者能耐受为度。最后用表面抚摩手法结束。

2. 滚按掌揉法

患者取俯卧位，术者立于患侧。从臀部往下沿坐骨神经循行路线施滚法，往返5遍,在臀部行掌根按揉法1分钟,手法力量由轻到重,再由重到轻,以患者局部酸胀为宜。

3. 横拔指推法

患者取俯卧位,双下肢分开,暴露臀部。术者立于患侧。术者用右手大拇指在梨状肌表面投影处摸梨状肌部位的肿胀、压痛、粘连情况,然后用双手食、中、无名三指在梨状肌腹处轻轻横拔4分钟。急性患者拔动轻而少。再用左手拇指固定梨状肌起始部坐骨大孔处,右手大拇指从起始顺肌纤维垂直方向适当推动5分钟即可。

4. 肘部按摩法

患者取侧卧位,术者立于患侧。患侧在上、微屈,健侧伸直,术者肘关节略弯曲,在梨状肌部位按一定方向使用肘部按摩法,以达到局部发热,热至小腿外侧部,才能达到预期效果。

5. 按揉放松法

患者取俯卧位,双下肢自然伸直放松,术者立于患侧。术者用双手重叠在患处施术按揉,使局部肌肉韧带解除过度的紧张或疲劳。每次治疗20~30分钟,10次为1个疗程,每日或隔日1次。

6. 点揉穴位法

患者取俯卧位,双下肢自然伸直放松,术者立于患侧。术者可选择环跳、委中、承山、昆仑等穴。每穴点揉1分钟左右,一侧点揉之后,再点揉另一侧。

(二)针灸治疗

取患侧阿是穴、环跳、殷门、承扶、阳陵泉、足三里等穴,用泻法,以有酸麻感向远端放散为宜。针感不明显者,可加强捻转。急性期每天针1次,好转后隔日1次。

(三)中药治疗

1. 急性期

内服可选用桃红四物汤或活血止痛汤。

2. 慢性期

内服可选用当归鸡血藤汤加黄芪、白术、牛膝、五加皮等。

个别陈旧性梨状肌综合征患者,久治不愈,可考虑梨状肌松解术或切断术,可以解除对坐骨神经的压迫。

第十二章　运动中的推拿按摩

第一节　比赛前的推拿按摩

在体育运动实践中，运用推拿按摩手法能够调整运动员在赛前、赛中和赛后出现的机能失调，消除疲劳，增强运动能力，提高竞技水平。推拿按摩手法对交感神经的作用，可以分为兴奋与抑制两大类。轻柔、缓和、节奏缓慢的手法能够抑制交感神经，能够使兴奋过度的运动员集中精力，将有限的爆发力和耐久力作用在比赛过程中，创造更好的成绩，避免赛前消耗体力，影响成绩的发挥。刚强、短促的手法能够兴奋交感神经，促进个体应激能力，有利于运动员注意力的集中，快速进入临赛状态，更好地发挥竞技水平。总的来说，临赛之时，运动员应有适度的兴奋性才能创造更好的成绩，即便对于训练有素，能保持很好的赛前状态的运动员来说，也可运用兴奋性的推拿按摩手法点、按、拍击肩背部来提高比赛的欲望。

运动推拿按摩的功能主要体现在两个方面：一是机体损伤的修复。通过推拿按摩能够加快血液和淋巴液的回流，促进损伤部位水肿的吸收。二是赛前、赛中和赛后的保健按摩。赛前推拿按摩能够增加肌肉的耐力和韧带的柔韧性，增加关节的活动范围，使运动员在比赛中做大幅度的活动，提高或争取到更好的成绩。赛中推拿按摩能够消除疲劳、恢复体力，提高其兴奋度。赛后推拿按摩能够迅速地消除运动员的疲劳，使运动员恢复到精力充沛的状态，全力投入后面的比赛及训练。

通过推拿按摩，有利于乳酸的消散和排除，使全身肌肉放松，肌张力降低，消除疲劳。据相关资料表明，对运动员做 5 分钟的推拿按摩，较休息 $20\sim30$ 分钟的效果好。赛前状态是运动员在进行训练或比赛前，机体各器官、系统产生的一系列条件反射性变化。赛前状态可预先动员各器官、系统的机能来适应即将来临的训练或比赛。赛前状态与运动员的运动成绩密切相关。从神经系统来看，赛前状态能够引起交感神经兴奋性过高或兴奋性过低，两者都能使运动员的运动成绩下降。因此，有必要采取适宜的推拿按摩手法，促进运动员各系统的器官都动员起来，保持训练和比赛前的良好的心理状态，增强肌肉力量，增进关节的灵活性和韧带的柔韧性，提高运动能力和预防运动性损伤。在具体操作上，必须根据运动项目的特点，以及运动员的个体特征进行。一些能量消耗较多的运动项目，如中长跑、游泳、自行车、篮球、足球、排球等，通过采用按摩的方法，来代替需要消耗部分能量的准备活动，这就为运动提供了更多的能量。

一般情况下，比赛前的推拿按摩应和准备活动结合起来，按摩约 2～10 分钟，在训练或比赛前 15 分钟内进行为宜。应根据运动员赛前或训练前的不同情况，分别采用不同的手法进行按摩。

一、调整赛前失眠的推拿按摩

失眠是运动员在训练和比赛期间容易出现的一种症状，特别是赛前失眠，如入睡困难、多梦，或睡眠中易醒，或早醒，或睡眠时间不足 6 小时等，给运动员带来严重的精神负担，直接影响训练和比赛。

（一）按摩揉捏法

运动员取俯卧位，术者立于运动员身旁。术者用四指按摩肩部、肩胛间区及颈部，使该部肌肉放松，手法以揉、捏、推等为主。手法柔和，力达深层组织，配合点揉两侧肩井等穴。操作约 5 分钟。

（二）推揉梳头法

运动员取仰卧位，术者立于运动员身旁。术者从印堂向风府施行拇指推和点揉，重按印堂、神庭、百会、风府等穴，往返操作 7～8 遍。然后，术者用两手自运动员眉间轻缓地向头后进行分推，即从印堂分别循眉弓和前额推向太阳，并从太阳穴沿头侧发际推至风池穴，两侧同时或交替进行，揉攒竹、鱼腰、丝竹空、头维、鬓角、颞乳、安眠、风池等穴，使头部有轻微酸胀感，各操作 7～8 遍。最后用双手五指在头部做梳头动作，手指呈爪形，从前发际经头项向后梳至枕后，操作约 15 分钟。以上治疗在每晚睡前半小时进行。

若运动员失眠的时间较长、病情较重，除用上法按摩外，还要增加按摩气冲穴，掐揉神门穴，掐行间穴等，用力不宜过重，以有轻微酸胀感为度。

二、调整赛前过度兴奋的推拿按摩

比赛前交感神经兴奋性过高，主要表现为情绪激动、注意力难以集中、寝食不安、心率加快、血压升高、呼吸加快、四肢无力、无意识动作加多、排尿次数增多，以及动作协调性和准确性下降等。

（一）推揉点揉法

运动员取坐位，术者立于运动员身旁。术者先梳头至两耳后。然后，改为双手五指并拢向下推于颈部两侧，如此反复 4～5 次，然后五指从额部经头顶向头后部推摩，反复 4～5 次，再用一拇指沿头上正中线从额部向头后推压，经上星、百会、风府等穴时，稍重用力点揉，反复 4～5 次。最后轻揉云门、风府等穴，以出现酸胀感为宜。

（二）揉推滚捏法

运动员取仰卧位，术者立于运动员身旁。赛前20分钟用揉法、轻推法、滚法、捏法着力于大肌肉群，如臂部、背部、腿部，时间约为10分钟。

（三）抚摩掐捏法

运动员取仰卧位，术者立于运动员身旁。术者轻揉印堂、百会、太阳穴后，抚摩、擦其头部皮肤。点压上脘、中脘、下脘、关元、气海、天枢等穴，用力由轻到重，动作宜缓。然后，掐捏内关、太渊、神门等穴，还可进一步掐捏揉或按足三里、阳陵泉、解溪、涌泉、大椎、命门等穴。

（四）揉推按抹法

运动员取坐位，术者立于运动员身旁。术者用拇指指腹揉印堂、太阳穴各10次，并用双拇指指腹紧贴于印堂穴上方皮肤，然后进行来回交叉抹动于眉上方10次，最后3次当拇指抹到眉梢时，再延伸至太阳穴，并在太阳穴上做回旋，最后向外上缘提起而告终；双手4指紧贴头部两侧，虎口置于前额，用两拇指紧贴额部皮肤交替向头顶方向抹动，重复10次。揉百会、风池各5次。

按摩时用力宜轻、频率宜慢、时间宜长，按摩的面积宜大。通过这些弱刺激使抑制过程扩散，降低兴奋性，克服过分紧张状态而起到镇静作用。

另外，在头部用拇指面平推法，缓慢而有节律地推动；在腰背部用轻柔的滚法，或用拇指尖推阴陵泉、三阴交等穴，以出现酸胀感为宜。一次按摩时间约20分钟，也可起到镇静作用。

三、调整赛前精神不振的推拿按摩

训练或比赛前精神不振，主要表现为对比赛淡漠，心率不增快甚至低于安静时心率，精神委靡、心情抑郁、情绪低落、头昏欲睡、身疲乏力，动作变形、准备活动不能完成等。

（一）按揉弹拨法

运动员取坐位，术者立于运动员身旁。术者按揉风池、太阳、秉风、天宗、神堂、合谷等穴，在颈4到颈7的斜方肌外缘施行重揉手法，并由外向内侧推动，使酸胀感上达头顶或眼部，再拨动冈上肌、菱形肌。治疗时间3～5分钟。

（二）推搓拍击法

运动员取坐位，术者立于运动员身旁。术者用重滞的按法、重推法、搓法、拍击法，点击风池、天宗、曲池、合谷、足三里等穴。具体穴位视比赛项目而定，遵循刺激比赛肌肉局部为主要原则，如铅球可点击肩井、天宗、曲池等穴位，用时 1 分钟。

（三）推揉啄打法

运动员取坐位，术者立于运动员身旁。术者两手拇指末节的挠侧自前额正中向两旁推至太阳穴，并在太阳穴处稍做点揉。分推时力量可以稍重，速度适中，稍重用力点揉太阳穴，以局部有酸胀感为佳。然后用手指啄打头部两侧。

（四）揉推拿弹法

运动员取坐位，术者立于运动员身旁。术者拇指点揉风池、内关穴，重揉足三里、阴陵泉穴。重揉和从外向内重推颈 4～7 段的斜方肌之外缘，使酸胀反应直达头及眼部。然后用拿法、弹法施术于冈上肌斜方，最后用掌击背脊中心，嘱运动员咳嗽。

（五）指针捶击法

运动员取坐位，术者立于运动员身旁。术者用手指拍打头部两侧，用拇指尖推太阳、手三里、足三里、阳陵泉等穴，随后快速捶击腰、背、肢体部位。

四、克服赛前局部关节、肌肉无力的推拿按摩

赛前出现局部关节、肌肉无力、皮肤发凉等症状，是运动员在赛前状态中的机能反应。

摩擦捏搓法：一般在准备活动之后，进行局部按摩，手法宜重，频率要快，时间要短，接触面积要小。顺序如下：先用重推摩和擦法 1 次，接着进行快速的局部重揉捏，再用搓、切击、轻拍等兴奋手法，按摩后做好专项准备活动。

五、提高动作平衡能力的推拿按摩

捏耳旋头法：运动员取坐位，术者立于运动员身旁。嘱运动员闭目养神片刻，术者用手指在眼球上轻轻按摩几下，以不出现"眼花"为宜。再让其睁眼由远到近，又由近到远观察几遍，用双手握捏双耳下，然后拉耳垂下，以中指屈曲作"锤"状，轻轻敲击双耳廓后方的鼓部，用毛巾擦全身皮肤，以皮肤发痒为宜，令皮肤感觉进入兴奋状态。术者双手握住运动员的头部向前后左右轻摇数下。嘱运动员轻轻地分别按顺、逆时针方向旋转头部 5～8 圈。

六、增加肌肉力量的推拿按摩

挤捏拍击法：运动员取仰卧位，术者立于运动员身旁。术者可针对局部关节、肌肉施用重推和擦法，对深部肌肉频频挤捏。或用中度力量拍击局部肌群，使肌肉保持一定的紧张度，增加肌肉力量，促进肌肉力量的爆发。

七、增强耐力的推拿按摩

摩搓振摇法：运动员取仰卧位，术者立于运动员身旁。术者用手掌做全身性的、顺着肌群纤维束的方向进行按摩，或在大块肌肉处轻按下，或在四肢肌肉群上轻搓，振摇使肌肉放松，以增强耐力。

第二节　比赛中的推拿按摩

比赛中的推拿按摩是利用运动中的间歇来进行的，如跳跃、投掷、体操、举重每一轮次之间的间歇，以及球类项目中上半场与下半场间的间歇等。在人体相应的穴位和局部肌肉进行推拿按摩，可以取代单纯的消极休息，能够迅速消除思想紧张和肌肉疲劳，保持良好的状态，恢复体力，或解除肌肉僵硬，提高训练或比赛时的兴奋性。

比赛中的推拿按摩，以局部操作为主，重点是运动负荷较大的组织与部位。手法强度宜轻快、柔和。可以先用轻而柔和的手法，对负荷大的肌群进行按摩，消除肌肉的紧张和疲劳，以便短时间内达到兴奋的目的。然后再用重而快速的手法，并着重按摩已疲劳的肌肉或将承受较大负荷的部位的肌肉，以提高其兴奋性，增强运动员的体力。在运动间歇进行推拿按摩，时间应选择在比赛前 3～9 分钟内进行。按摩时间约 3～4 分钟。

一、调整精神过度紧张的推拿按摩

（一）点揉经穴法

方法一：运动员取坐位，术者立于运动员身旁。术者点揉攒竹、鱼腰、太阳、睛明等穴，手法宜轻快柔和，每穴点揉 10～15 次。

方法二：运动员取坐位，术者立于运动员身旁。术者点揉头维、上关、下关、耳门等穴，手法宜轻快柔和，每穴点揉 10～15 次。

方法三：运动员取坐位，术者立于运动员身旁。对上肢活动多的运动项目，术者可点揉外关、曲池、曲泽、肩髃、肩髎、肩贞、肩中俞等穴，动作轻快，每穴点揉 10～15 次。

（二）按拿经穴法

运动员取坐位，术者面向运动员。术者一手扶持其前额，另一手用拇指和食、中指相对着力按拿其两侧风池。先下后上，由轻渐重，操作 2～3 次。

（三）搓摩肩肘法

运动员取坐位，术者立于运动员身旁。对上肢活动多的运动项目，术者用两手掌面相对搓摩上肢肩、肘至腕部 3～5 遍。紧搓慢移，左右交替。

（四）点按振颤法

运动员取坐位，术者立于运动员身旁。术者一手扶持其后枕部，一手用拇指和食指相对点按其两侧眉头攒竹穴，并做节律持续振颤 0.5～1 分钟。

二、快速恢复机体运动能力的推拿按摩

（一）搓揉经穴法

运动员取坐位，术者立于运动员身旁。术者搓揉百会、印堂、上星、攒竹、鱼腰、丝竹空、睛明等穴，每穴搓揉 10～15 次。

（二）点揉经穴法

方法一：运动员取坐位，术者立于运动员身旁。对上肢活动多的运动项目，术者点揉合谷、内关、外关、手三里、曲池等穴。每穴点揉 10～15 次。

方法二：运动员取坐位，术者立于运动员身旁。对下肢活动多的运动项目，术者可点揉承山、足三里等穴。每穴点揉 5～10 次。

（三）过伸扳动法

运动员取仰卧位，术者立于运动员身旁。术者用两手握持其小腿部，做髋、膝关节屈伸活动，并做较小幅度的过伸扳动各 3～5 次，柔缓蓄劲，左右交替。

（四）旋摇搓摩法

运动员取仰卧位，术者立于运动员身旁。术者用两手握持其足跟和足部，同时用力做环转旋摇和屈伸扳动各 3～5 次，稳实蓄劲，左右交替。用两手掌面相对搓摩其下肢内外两侧，自上而下，各 2～3 遍。紧搓慢移，左右交替。

（五）按压腰背法

运动员取俯卧，术者立于运动员身旁。术者两掌相叠，以掌根、鱼际着力按压其腰背脊柱，大椎至长强段 3～5 遍。手法稳实明快，富有弹性。

三、运动中抽筋的推拿按摩

（一）点按揉捏法

运动员取仰卧位，术者立于运动员身旁。术者点按运动员委中、承山穴各 1 分钟，然后按压膝关节上下端一次，再将踝关节屈伸一次，最后用按揉法、揉捏法按摩膝腓肠肌 4 分钟左右。

（二）牵拉捏摩法

运动员取仰卧位，术者立于运动员身旁。术者首先将运动员踝关节背伸，即向上勾脚，将膝关节伸直，用手向后牵拉脚部，持续到痉挛缓解为止。痉挛解除后，可将膝部屈起，用手掌推腓肠肌 1～2 分钟，然后再用捏法，按摩腓肠肌 1～2 分钟，使局部肌肉得到放松。

（三）捏拿旋转法

运动员取坐位，屈膝，腓肠肌放松，术者立于运动员身旁。术者用手掌自上而下推腓肠肌，要有一定力度，由表及里。以拇指和余四指的对合力，由上至下捏拿腓肠肌。用手掌至上而下旋转揉动腓肠肌。按摩1～2分钟。

（四）按压叩击法

运动员取坐位，术者立于运动员身旁。术者将被按摩的小腿放在对侧的大腿上。用拇指至上而下按压腓肠肌。以拇指自上而下，按而拨动腓肠肌。握拳叩击腓肠肌。

上述每种手法按摩1～2分钟。按摩后应感觉轻快，酸痛基本消失，肌肉明显放松。

四、运动中腹痛的推拿按摩

推摩揉捏法：运动员取仰卧位，术者立于运动员身旁。术者点按人中、足三里、涌泉、内关及阿是穴，然后按摩腹部4分钟左右，再推摩胸腹部，揉捏斜方肌、胸大肌、腰大肌，同时给适量的温开水或吸氧。

第三节　比赛后的推拿按摩

比赛后的推拿按摩又称恢复按摩。其目的是加速疲劳的消除和体力的恢复，一般在比赛结束后进行，也可以在洗澡后或晚上临睡前进行。如果运动员非常疲惫，需休息1～3小时后进行按摩。推拿按摩的部位视运动项目和疲劳程度而定。一般是推拿按摩运动中负荷最大的部位。若运动后严重疲劳时，进行全身按摩。

比赛后的推拿按摩，分为局部推拿按摩和全身推拿按摩。全身推拿适用于训练强度大、运动量大和机体极度疲劳者。全身推拿按摩手法次序是：先头部，后前胸、腹部再臀部，最后是四肢。局部推拿按摩手法次序是：先推拿按摩大肌肉群，然后再推拿按摩小肌肉群。先推拿按摩一侧，然后再推拿按摩另一侧。一般说来，关节和躯干部以揉为主，四肢肌肉以揉捏为主。推拿按摩应循静脉血液和淋巴液回流方向进行，并且顺着肌纤维方向做适度的推拿揉捏，以促进静脉血液和淋巴液回流，迅速排除代谢产物和调整肌张力，消除疲劳，恢复体力。一般在晚上睡前2小时内进行。推拿按摩的时间为0.5～1小时。对酸痛部位，推拿按摩时间可长一些。对体质强壮，肌肉丰满者，推拿按摩力量宜重，时间宜长。反之亦然。常常采用按、压、分、揉、掐、推等手法，进行经穴按摩，以疏通气血，内外通达，平衡阴阳，使运动能力得到较快地恢复。

一、消除腰背部肌肉酸痛的推拿按摩

背阔肌、斜方肌和能棘肌是腰背部推拿按摩的重点。常常采用推摩、擦摩、揉、搓、叩击、按压等手法。

（一）推揉搓摩法

运动员取俯卧位，术者立于运动员身旁。运动员上肢置于体侧不可外展，术者先用两手掌自腰部向上推，推到肩胛下角时，向外展开，推向腋窝，再用掌根自下而上地揉能棘肌，并用手掌自上而下做擦摩，直至皮肤发热为止，然后叩击背部、按压腰部，用双手搓腰背部，最后以推摩结束。

（二）揉运捏拿法

运动员取俯卧位，术者立于运动员身旁。术者揉运大椎至膈俞等穴 5 次，从上到下，由轻到重，对足太阳膀胱经施术 4 次。捏拿两肩井穴 3 分钟。点揉两肾俞穴 4 分钟。用掌根按运腰部，每侧各 5 分钟。

（三）脚踩扳动法

运动员取俯卧位，全身放松，术者扶住某固定物体后站稳，用单脚轻踩对方双臂、肩部、背部、臀部、大腿、小腿。也可以用膝盖压住被按摩者的腰部，双手用力向上、向后扳动其背部。

（四）掌揉推按法

运动员取俯卧位，术者立于运动员身旁。术者用指掌、掌根揉摩背腰部大椎至长强段 2～3 次，紧揉慢移。再用滚法施于腰背、臀腿部大椎至两承山段 2～3 次，紧滚慢移，左右交替。最后用指掌、掌根推按下肢部环跳至承山段 2～3 次，紧按慢推，左右交替。

（五）推搓按摩法

运动员取俯卧位，术者立于运动员身旁。术者用两手掌分推背腰部大椎至长强段各 2～3 次。再用两手掌搓摩胸胁两侧腋下至胁肋段 2～3 次。

（六）点按横拨法

运动员取俯卧位，术者立于运动员身旁。术者用双手的食指、中指、无名指三指的指腹及指端部点按住脊柱一侧的肌肉，由上而下做横向的拨动，一侧点拨之后，再点拨另一侧。每侧点拨 10～15 次。

二、消除上肢肌肉酸痛的推拿按摩

（一）捏揉经穴法

运动员取坐位，术者立于运动员身旁。术者点揉手三里、肩内陵、肩井等穴、捏揉桡侧肌群由下往上。双手握住运动员腕部，抖动 5 分钟。

（二）推摩搓抖法

运动员取坐位，术者立于运动员身旁。运动员上肢放松，术者一手扶握运动员的手部，另一手从其手指开始，经前臂、肘部、上臂到腋窝，施以推摩、擦摩、揉、揉捏、搓、抖动、运拉等手法，按摩重点是上臂和肩部肌肉。

三、消除下肢肌肉酸痛的推拿按摩

（一）推摩捏搓法

运动员取仰卧位或坐位，术者立于运动员身旁。运动员膝关节微屈，下肢放松，术者用推摩、擦摩、揉、揉捏、搓、叩击、抖动、运拉等手法按摩由小腿开始，经膝关节、大腿到腹股沟或坐骨结节，按摩重点是大腿肌肉。

（二）揉按叩打法

运动员取仰卧位，术者立于运动员身旁。术者先用掌根由上往下揉按股四头肌，由轻到重，再由重到轻。由下往上叩打5分钟。

（三）点揉捏拿法

运动员取俯卧位，术者站立于身旁。术者点揉昆仑、太溪、承山穴，由轻到重，再由重到轻，每穴2分钟。双手捏拿小腿后群肌肉4遍。左手握住踝关节，使其曲膝，右手掌根揉运小腿后群肌肉5分钟、双手半握掌叩打小腿后群肌肉5分钟。

（四）平推弹筋法

运动员取俯卧位，术者立于运动员身旁。术者用手掌平推法，由足踝部到大腿，来回数遍，然后用拇指尖推委中、承山等穴位，或用弹筋法，使紧张或痉挛的肌肉迅速得到放松，最后做腰、背和上肢的滚动。

（五）按揉叩击法

运动员取仰卧位，术者立于运动员身旁。术者用拇指和食、中指相对按揉足三里5～10次，左右交替。再用一手握持其足部，另一手虚拳叩击足底涌泉3～5次，左右交替。最后用一手握其足部，另一手用大鱼际侧推其足底涌泉2～3分钟，左右交替。

（六）点揉经穴法

运动员取俯卧位，术者立于运动员身旁。术者用双手拇指点揉其下肢的环跳、承扶、风市、殷门、委中、承山等穴，每穴点揉5～10次。用力要由轻到重，再由重到轻。

四、消除颈肩部肌肉酸痛的推拿按摩

（一）推摩揉叩法

运动员取坐位或卧位，术者立于运动员身后或身旁。术者用双手从颈根向下推摩，再转向肩部，反复数次。然后揉胸锁乳突肌、斜角肌，揉捏斜方肌上部，叩击肩背部，最后做头颈的运拉。

（二）环转摇晃法

运动员取坐位，术者立于运动员身旁。术者一手拿住其肩关节，另一手握其腕关节，由内向外做环转摇晃，然后由外向内摇晃，每一方向做 5～10 遍。

（三）搓揉肩部法

运动员取坐位，术者立于运动员身旁。术者一手放在运动员肩关节前面，另一手放在肩胛骨中上部，两掌交替用力搓揉肩部 10～20 遍。

五、消除腹直肌疼痛的推拿按摩

（一）推摩腹肌法

运动员取仰卧位，术者立于运动员身旁。术者用两手拇指外展，其余四指并拢由锁骨下开始，向下推摩至小腹处，反复操作 10～20 遍。放松腹部肌肉，缓解腹直肌疼痛。

（二）按揉神阙法

运动员取仰卧位，术者立于运动员身旁。术者用双掌重叠于神阙穴，以肚脐为中心，做顺时针方向按揉 3 分钟。

附录　方剂索引

一　画

一号旧伤药（《运动创伤学》）

［组成］续断、土鳖各 15g，儿茶、木香、羌活、独活、血通、松节、紫荆皮各 9g，乳香 6g，檀香、官桂各 6g。

［功用］舒筋，逐寒，止痛。

［主治］关节与软组织损伤后，经常酸痛，不能着力。

［用法用量］上药研为细末，混合均匀。用冷开水和少许蜂蜜调匀，根据损伤面积大小，抹在油纸或纱布上，贴敷伤部。

一号新伤药（《运动创伤学》）

［组成］黄柏 30g，延胡索、血通各 12g，白芷、独活、木香各 9g，血竭 3g。

［功用］退热，消肿，止痛。

［主治］新伤局部肿胀，疼痛，微热。

［用法用量］上药研为细末，混合均匀。用冷开水和少许蜂蜜调匀，根据损伤面积大小，抹在抹油纸或纱布上，贴敷伤部。

一号熏洗药（《运动创伤学》）

［组成］川红花、赤芍、血通各 60g，合欢皮、罗节、香附、威灵仙各 40g，三七根、木瓜各 20g，生川乌、生草乌、生南星各 15g。

［功用］活血散瘀，解痉止痛。

［主治］陈旧性损伤局部冷痛，酸痛，肌肉萎缩，骨折，关节功能受限。

［用法用量］以上各药，混合均匀，分装成袋，每袋重 125 克，药放入砂锅内，加冷水以刚好淹过药为宜。熬开后把砂锅端开，先用热气熏患部。熏时患部盖干布，以免热气散失过快。药水不烫皮肤后，将患部放入药水内洗，边洗边按摩。洗至药水温热为止，立即把患部擦干保暖。每天熏洗 2 次，一袋药用 2 天。

二　画

二号旧伤药（《运动创伤学》）

[组成] 红花、羌活、黄芪、杜仲、海藻各9g, 续断、土鳖各12g, 合欢皮、儿茶、牛膝、松节、紫荆皮各6g, 官桂9g。

[功用] 散寒湿, 通经络, 续筋强筋。

[主治] 关节韧带伤后怕冷, 疼痛, 发硬, 乏力。

[用法用量] 上药研为细末, 混合均匀。用冷开水和少许蜂蜜调匀, 根据损伤面积大小, 抹在油纸或纱布上, 贴敷伤部。

二号新伤药 (《运动创伤学》)

[组成] 黄柏30g, 川芎、大黄、独活、木香、白芷各15g, 延胡索、红花、血竭、海桐皮、牛膝各9g, 芙蓉叶6g。

[功用] 消肿, 散瘀, 通经, 活血。

[主治] 损伤初期, 局部肿胀, 发热, 疼痛。

[用法用量] 上药研为细末, 混合均匀。用冷开水和少许蜂蜜调匀, 根据损伤面积大小, 抹在油纸或纱布上, 贴敷伤部。

七三丹 (经验方)

[组成] 熟石膏7份, 升丹3份。

[功用] 提脓拔毒去腐。

[主治] 创伤感染伤口, 流脓未尽, 腐肉未清。

[用法用量] 研细末, 掺于创面, 或制成药条, 插入疮中。

七厘散 (《良方集腋》)

[组成] 血竭30g, 朱砂、麝香、冰片各0.36g, 乳香、没药、红花各4.5g, 儿茶7.2g。

[功用] 活血散瘀, 定痛止血。

[主治] 跌打损伤, 瘀滞作痛, 筋伤骨折, 创伤出血。

[用法用量] 共研极细末, 每服0.2g, 日服1～2次, 米酒调服或酒调敷患处。

九一丹 (《医宗金鉴》)

[组成] 熟石膏9份, 升丹1份。

[功用] 提脓祛腐。

[主治] 各种溃疡流脓未尽者。

[用法用量] 共研细末, 掺于创面, 或制药条, 插入疮中, 外再盖上软膏,

每1～2日换一次。用凡士林制成软膏外敷亦可。

丁桂散（《中医伤科学讲义》经验方）

［组成］丁香、肉桂各等份。

［功用］祛风散寒，温经通络。

［主治］阴证肿疡疼痛。

［用法用量］共研细末，加在膏药上，烘热后贴患处。

八厘散（《医宗金鉴》）

［组成］煅自然铜、乳香、没药、血竭各10g，红花、苏木、古铜钱、麝香、番木鳖（油炸去毛）各3g，丁香1.5g。

［功用］行气止痛，散瘀接骨。

［主治］跌打损伤。

［用法用量］共研细末。每服0.2～0.3g，黄酒送服，每日服1～2次。

八珍汤（《正体类要》）

［组成］党参、白术、茯苓、当归、白芍、熟地黄各10g，炙甘草5g，川芎6g，生姜3片，大枣2枚。

［功用］补益气血。

［主治］损伤中后期气血俱虚，创面脓汁清稀，久不收敛者。

［用法用量］水煎温服。一日1剂，每日3次。

八仙逍遥汤（《医宗金鉴》）

［组成］防风、荆芥、川芎、甘草各3g，当归、黄柏各6g，苍术、丹皮、川椒各10g，苦参15g。

［功用］祛风散瘀，活血通络。

［主治］软组织损伤之后瘀肿疼痛。或风寒湿邪侵注，筋骨疫痛。

［用法用量］煎水熏洗患处。

三　画

三色敷药（《中医伤科学讲义》经验方）

［组成］黄荆子（去衣炒黑）、紫荆皮（炒黑）各8份，全当归、木瓜、丹参、羌活、赤芍、白芷、片姜黄、独活、天花粉、怀牛膝、威灵仙、木防己、防风、马钱子各2份，甘草、秦艽、川芎、连翘各1份。

［功用］消肿止痛，祛风湿，利关节。

［主治］损伤初、中期局部肿痛，亦治风寒湿痹痛。

［用法用量］共研细末。用蜜糖或饴糖调拌如厚糊状敷于患处。

大活络丹（《兰台轨范》引《圣济总录》）

［组成］白花蛇、乌梢蛇、威灵仙、两头尖、草乌、天麻、全蝎、首乌、龟版、麻黄、贯仲、炙甘草、羌活、肉桂、藿香、乌药、黄连、熟地黄、大黄、木香100g，沉香各100g，细辛、赤芍、没药、丁香、乳香、僵蚕、天南星、青皮、骨碎补、白蔻、安息香、黑附子、黄芩、茯苓、香附、玄参、白术各50g，防风125g，葛根、狗骨、当归各75g，血竭、地龙、犀角、麝香、松脂各25g，牛黄、龙脑各7.5g，人参150g，蜜糖适量。

［功用］行气活血、通利经络。

［主治］中风瘫痪，痿痹痰厥，拘挛疼痛，跌打损伤后期筋肉挛痛。

［用法用量］为细末，炼蜜为丸。每服3g，一日2次，陈酒送下。

小活络丹（《和剂局方》）

［组成］制南星、制川乌、制草乌、地龙各3份，乳香、没药各1份，蜜糖适量。

［功用］温寒散结，活血通络。

［主治］跌打损伤，瘀阻经络、风寒湿侵袭经络作痛、肢体不能伸屈及麻木日久不愈等症。

［用法用量］共为细末，炼蜜为丸，每丸重3g，每次服一丸，每日1～2次。

万应膏（成药）

［组成］（略）。

［功用］活血祛瘀，温经通络。

［主治］跌打损伤，风寒湿邪侵袭而筋骨疼痛，胸腹气痛等。

［用法用量］把膏药烘热贴患处。

上肢损伤洗方（《中医伤科学讲义》经验方）

［组成］伸筋草、透骨草各15g，荆芥、防风、红花、刘寄奴、苏木、川芎、威灵仙各9g，千年健、桂枝各12g。

［功用］活血舒筋。

［主治］上肢骨折、脱位、扭挫伤后筋络挛缩疫痛。

［用法用量］煎水熏洗患肢。

下肢损伤洗方（《中医伤科学讲义》经验方）

［组成］伸筋草、透骨草各 15g，五加皮、三棱、莪术、秦艽、海桐皮各 12g，牛膝、木瓜、红花、苏木各 10g。

［功用］活血舒筋。

［主治］下肢损伤挛痛者。

［用法用量］水煎熏洗患肢。

四　画

五加皮汤（《医宗金鉴》）

［组成］当归（酒洗）、没药、五加皮、皮硝、青皮、川椒、香附子各 10g，丁香、地骨皮各 3g，丹皮 6g，老葱 3 根，麝香 0.3g。

［功用］和血定痛舒筋。

［主治］伤患后期。

［用法用量］煎水外洗（可去麝香）。

五灵二香丸（《伤科诊断》）

［组成］五灵脂 120g，制川乌、乳香、没药各 30g，麝香 3g，薄荷酒少许。

［功用］通经络，镇疼痛。

［主治］坐骨神经痛。

［用法用量］蜜丸或水丸，每丸 3g。每次 1g，每日 2～3 次，薄荷酒送下。

五黄散（《证治准绳》）

［组成］黄丹、黄连、黄芩、黄柏、大黄、乳香各等量。

［功用］清热化瘀。

［主治］挫伤热毒肿痛。

［用法用量］共为细末，用水或饴糖调成膏外敷。

云南白药（成药）

［组成］（略）

［功用］活血止血，祛瘀定痛。

［主治］损伤瘀滞肿痛，创伤出血，骨伤科疾病疼痛等。

［用法用量］内服每次 0.5g，隔四小时一次。外伤创面出血，可直接掺撒在出血处然后包扎，亦可调敷。

六味地黄（丸）汤（《小儿药证直诀》）

［组成］熟地黄 25g，淮山药、山萸肉各 12g，茯苓、泽泻、牡丹皮各 10g。

［功用］滋水降火。

［主治］肾水不足，腰膝酸痛，头晕目眩，咽干耳鸣，潮热盗汗，骨折后期迟缓愈合等。

［用法用量］水煎温服。一日 1 剂，每日 3 次。做丸，将药研末，蜜丸，每服 10g，一日 3 次。

五 画

生肌八宝（丹）散（《中医伤科学讲义》经验方）

［组成］煅石膏、赤石脂、轻粉各 3 份，血竭、乳香、没药、东丹、龙骨各 1 份。

［功用］生肌收敛。

［主治］各种创面渗血，久不生肌或溃烂流液。

［用法用量］共研成极细末，外撒创口。

四生散（原名青州白丸子，《和剂局方》）

［组成］生川乌 1 份，生南星 6 份，生白附子 4 份，生半夏 14 份。

［功用］祛风逐痰，散寒解毒，通络止痛。

［主治］跌打损伤肿痛，肿瘤局部疼痛，关节疼痛。

［用法用量］共为细末存放待用，用时以蜜糖适量调成糊状外敷患处。用醋调煮外敷亦可。如出现过敏性皮炎即停敷。亦可为丸内服，但须防止中毒。

四肢损伤洗方（《中医伤科学讲义》经验方）

［组成］桑枝、桂枝、伸筋草、透骨草、牛膝、木瓜、乳香、没药、红花、羌活、独活、落得打、补骨脂、淫羊藿。

［功用］温经通络，活血祛风。

［主治］四肢骨折、脱位、扭挫伤后筋络挛缩疼痛。

［用法用量］煎水熏洗患处。

正骨紫金丹（《医宗金鉴》）
［组成］丁香、木香、血竭、儿茶、熟大黄、红花各1份，牡丹皮半份，甘草1/3份。
［功用］活血祛瘀，行气止痛。
［主治］跌扑堕坠。闪挫伤之疼痛、瘀血凝聚等症。
［用法用量］共研细末，炼蜜为丸，每丸重6g，或作水丸，如梧桐子大。蜜丸，每次服6g；水丸，每次服3g，每日2～3次。

六　画

红花酒精（经验方）
［组成］当归、赤芍各12g，红花15g，紫草9g，60％酒精500ml。
［功用］通经活络。
［主治］预防褥疮。
［用法用量］将药浸泡在白酒中4～5天后可用，作为按摩时的皮肤擦剂。

如圣金刀散（《外科正宗》）
［组成］松香5份，生矾、枯矾各1份。
［功用］止血燥湿。
［主治］创面渗血或溃烂流液。
［用法用量］共研细末，掺撒溃创面。

芍地芪灵汤（《中国骨伤秘方全书》）
［组成］白芍30g，熟地、黄芪、威灵仙、狗脊、山萸肉各20g，当归、杜仲、川断、川牛膝各10g，川芎、甘草各6g。
［功用］补益肝肾、强壮筋骨。
［主治］髌骨软骨化症等。
［用法用量］一日1剂，水煎取汁分次温服。1月为1疗程。

当归鸡血藤汤（经验方）
［组成］当归、熟地、鸡血藤各15g，桂圆肉6g，白芍、丹参各9g。
［功用］补气补血。
［主治］骨伤科疾病患者后期气血虚弱患者，肿瘤经放疗或化疗期间有白

推·拿·与·按·摩

180

细胞及血小板减少者。

　　[用法用量] 水煎温服。一日1剂，每日3次。

　　血府逐瘀汤（《医林改错》）

　　[组成] 当归、生地黄、红花、牛膝各10g，枳壳、赤芍各6g，柴胡、甘草各3g，桔梗、川芎各4.5g，桃仁12g。

　　[功用] 活血逐瘀，通络止痛。

　　[主治] 瘀血内阻，血行不畅，经脉闭塞疼痛。

　　[用法用量] 水煎温服。一日1剂，每日3次。

　　壮腰健肾汤（经验方）

　　[组成] 熟地、杜仲、山萸肉、枸杞子、补骨脂、红花、羌活、独活、肉苁蓉、菟丝子、当归。

　　[功用] 调肝肾、壮筋骨。

　　[主治] 骨折及软组织损伤。

　　[用法用量] 水煎温服。一日1剂，每日3次。

　　壮筋养血汤（《伤科补要》）

　　[组成] 当归、白芍、牛膝、牡丹皮各9g，杜仲、川芎各6g，续断、生地各12g，红花5g。

　　[功用] 活血壮筋。

　　[主治] 软组织损伤。

　　[用法用量] 水煎温服。一日1剂，每日3次。

　　防风归芎汤（《中医伤科学讲义》经验方）

　　[组成] 川芎、当归、防风、荆芥、羌活、白芷、细辛、蔓荆子、丹参、乳香、没药、桃仁、苏木泽、兰叶。

　　[功用] 活血化瘀，祛风止痛。

　　[主治] 跌打损伤，青紫肿痛。

　　[用法用量] 水煎温服。一日1剂，每日3次。

七　画

　　花蕊石散（《本草纲目》引《和剂局方》）

　　[组成] 花蕊石1份，硫磺2份。

［功用］化瘀止血。

［主治］创伤出血。

［用法用量］共入瓦罐煅研为细末，外掺伤面后包扎。

补中益气汤（《东垣十书》）

［组成］黄芪15g，党参、白术各12g，陈皮3g，当归10g，炙甘草、升麻、柴胡各5g。

［功用］补中益气。

［主治］疮疡日久，元气亏损。伤后气血耗损，中气不足诸症。

［用法用量］水煎温服。一日1剂，每日3次。

补肾壮筋汤（丸）（《伤科补要》）

［组成］熟地、当归、山萸肉、茯苓、续断各12g，杜仲、牛膝、白芍、五加皮各10g，青皮5g。

［功用］补益肝肾，强壮筋骨。

［主治］肾气虚损，习惯性关节脱位等。

［用法用量］水煎温服，一日1剂，每日3次。或制成丸剂服。

补肾壮阳汤（经验方）

［组成］熟地15g，生麻黄、白芥子各3g，杜仲、狗脊、菟丝子各12g，牛膝、川断各9g，丝瓜络、炮姜、肉桂各6g。

［功用］温通经络，补益肝肾。

［主治］腰部损伤的中后期。

［用法用量］水煎温服。一日1剂，每日3次。

补筋丸（《医宗金鉴》）

［组成］沉香、丁香、川牛膝、五加皮、蛇床子、茯苓、白莲蕊、肉苁蓉、当归、熟地、丹皮、木瓜各30g，人参、广木香各9g。

［功用］补肾壮筋，益气养血，活络止痛。

［主治］跌仆，伤筋，血脉壅滞，青紫肿痛。

［用法用量］共为细末，炼蜜为丸，如弹子大，每丸重9g，每次服1丸，用无灰酒送下。

八　画

金枪铁扇散（《中医伤科学讲义》）

［组成］乳香、没药、象皮、老木香各 2 份，明矾、炉甘石、降香、黄柏、血竭各 1 份。

［功用］收敛、拔毒、生肌。

［主治］各种创伤溃疡。

［用法用量］共为极细末。直接掺于伤口或溃疡面上。

软坚药水

［组成］山豆根、海藻、白蔹各 60g，川芎、川红花、莪术、生南星、生川乌、草乌、生半夏、赤芍各 30g，木瓜、一支蒿、穿山甲各 15g。

［功用］活血散瘀，软坚散结，止痛。

［主治］陈旧性损伤患部肿硬，关节功能障碍，骨化性等。

［用法用量］同新伤药水。用药水把棉花或纱布浸湿后，外敷患处，或加红外线照射 20～30 分钟，每日 1～2 次。

软坚散

［组成］黄芪、鸡血藤、海藻各 90g，川芎、莪术、赤芍、白蔹、山豆根各 60g，苍术、生川乌、生草乌各 30g，穿山甲 15g。

［功用］活血散瘀，温筋，镇痛，软坚散结。

［主治］损伤后期局部软组织肿硬，关节功能受限，骨刊炎，骨质增生等。

［用法用量］上药研为细末，混匀。药粉用水、醋各半调成糊状，外敷患部。

肢伤一方（《外伤科学》经验方）

［组成］当归、赤芍、生地黄各 12g，桃仁、红花、黄柏、防风、木通各 10g，甘草 6g，乳香 5g。

［功用］行气活血，祛瘀止痛。

［主治］跌打损伤，瘀肿疼痛。用于四肢骨折或软组织损伤初期。

［用法用量］水煎温服。一日 1 剂，每日 3 次。

肢伤二方（《外伤科学》经验方）

［组成］当归、赤芍、续断、威灵仙、骨碎补、五加皮各 12g，生薏仁、桑寄生各 30g。

［功用］祛瘀生新，舒筋活络。

［主治］跌打损伤，筋络挛痛。用于四肢损伤的中、后期。

［用法用量］水煎温服。一日1剂，每日3次。

肢伤三方（《外伤科学》经验方）

［组成］当归、白芍、续断、骨碎补、威灵仙、川木瓜、天花粉各12g，黄芪、熟地黄各15g，自然铜、土鳖各10g。

［功用］补益气血，促进骨合。

［主治］骨折后期。

［用法用量］水煎温服。一日1剂，每日3次。

宝珍膏（成药）

［组成］生地、茅术、枳壳、五加皮、莪术、桃仁、山奈、当归、川乌、陈皮、乌药、三棱、大黄、首乌、草乌、柴胡、香附、防风、牙皂、肉桂、羌活、赤芍、南星、荆芥、白芷、藁本、续断、良姜、独活、麻黄、甘松、连翘、冰片、樟脑、乳香、没药、阿魏、细辛、刘寄奴、威灵仙、海风藤、小茴香各1份，川芎2份，血余7份，麝香2/3份，木香2/3份，附子2/3份，东丹30份。

［功用］行气活血，祛风止痛。

［主治］风湿关节痛及跌打损伤疼痛。

［用法用量］药制成膏贴患处。

定痛膏（《疡医准绳》）

［组成］芙蓉叶4份，紫荆皮、独活、生南星、白芷各1份。

［功用］祛风消肿止痛。

［主治］跌打损伤肿痛，疮疡初期肿痛。

［用法用量］共研细末。用姜汁、水、酒调煮热敷；或用凡士林调煮成软膏外敷。

虎潜丸（《丹溪心法》成药）

［组成］干姜1份，陈皮、白芍、熟地各4份，龟版（酒炙）8份，黄柏16份，知母（炒）、虎骨（炙）各2份（现用狗骨替代），锁阳2份半。

［功用］滋阴降火，强壮筋骨。

［主治］损伤之后肝肾不足，筋骨痿软，腿足瘦削，步履乏力等症。

［用法用量］每服10g，每日1～2次，空腹淡盐汤送服。

羌活胜湿汤（《内外伤辨惑论》）

[组成] 羌活、独活、藁本、防风各 15g，甘草 6g，川芎、蔓荆子各 10g。

[功效与适应证] 祛风除湿。

[主治] 伤后风湿邪客者。

[用法用量] 水煎温服。一日 1 剂，每日 3 次。药渣可煎水热洗患处。

九　画

活血酒（《中医正骨经验概述》）

[组成] 活血散 15g，白酒 500g。

[功用] 通经活血。

[主治] 陈旧性扭挫伤，寒湿偏胜之腰腿痛。

[用法用量] 将活血散泡于白酒中，7～10 天即成。

活络油膏（《中医伤科学讲义》经验方）

[组成] 红花、没药、白芷、紫草、栀子、甘草、刘寄奴、丹皮、梅片、制乳香、露蜂房各 60g，大黄、钩藤各 120g，白药子、黄药子、白附子各 30g，当归、生地各 240g。

[功用] 活血通络。

[主治] 损伤后期软组织硬化或粘连。

[用法用量] 上药置大铁锅内，再放入麻油 4 500g，用文火将药炸透存性，过滤去渣，再入锅内武火烧熬。放黄蜡 1 500g、梅片 60g，用木棍调和装盒。用手指醮药擦患处。

活血舒筋汤（《中医伤科学讲义》经验方）

[组成] 归尾、赤芍、片姜黄、伸筋草、松节、海桐皮、落得打、路路通、羌（独）活、防风、续断、甘草。上肢加用川芎、桂枝；下肢加用牛膝、木香；痛甚者加用乳香、没药。

[功用] 活血祛瘀，舒筋活络。

[主治] 伤筋，关节肿痛。活动功能障碍。

[用法用量] 水煎服，一日 1 剂，每日 3 次。

活血酒（《中医正骨经验概述》）

[组成] 活血散 15g，白酒 500g。

[功用] 通经活血。

［主治］陈旧性扭挫伤，寒湿偏胜之腰腿痛。

［用法用量］将活血散泡于白酒中，7～10天即成。

活血通瘀汤（《中国骨伤方药全书》）

［组成］当归20g，丹参、鸡血藤、牛膝、川断、骨碎补、补骨脂各15g，全竭6g，僵蚕10g，蜈蚣4条。

［功用］活血通络，补肾益精。

［主治］股骨头无菌性坏死。

［用法用量］水煎温服。一日1剂，每日3次。

活血祛瘀汤（《伤科方药汇粹》）

［组成］三七3g，乳香、红花、没药、路路通各6g，当归、骨碎补各15g，桃仁、狗脊、地鳖虫、自然铜各9g。

［功用］活血消肿，续筋接骨。

［主治］用于软组织损伤及骨折初期。

［用法用量］水煎温服。一日1剂，每日3次。

活血祛瘀汤（经验方）

［组成］地鳖虫、自然铜、桃仁、狗脊各9g，骨碎补、当归各15g，红花、没药、乳香、路路通各6g，三七3g。

加减法：

①便秘：去骨碎补、没药、乳香，加郁李仁、火麻仁各15g。②疼痛剧烈者加延胡索9g。③食欲不振：加砂仁9g。④心神不宁：加龙齿、磁石各15g，枣仁、远志各9g，⑤尿路感染：加知母9g，黄柏、车前子、泽泻各15g。

［功用］活血化瘀，通络消肿，续筋接骨。

［主治］骨折及软组织损伤的初期。

［用法用量］水煎温服。一日1剂，每日3次。

活血止痛汤（《伤科大成》）

［组成］当归12g，川芎、落得打、没药、乳香各6g，陈皮、苏木、红花各5g，地鳖虫、三七各3g，赤芍、紫荆藤各9g。

［功用］活血止痛。

［主治］跌打损伤肿痛。

［用法用量］水煎温服。一日1剂，每日3次。

复元活血汤（《医学发明》）

［组成］柴胡 15g，天花粉、当归尾、穿山甲各 10g，酒浸大黄 30g，酒蒸桃仁 12g，红花 6g。

［功用］活血祛瘀，消肿止痛。

［主治］跌打损伤，血停积于胁下。肿痛不可忍者。

［用法用量］水煎，分 2 次服，如服完药后，泻下大便，得利痛减，则停服，如 6 个小时之后，仍无泻下者，则继续服药，以利为度。

独活寄生汤（《备急千金要方》）

［组成］独活 9g，桑寄生、杜仲、牛膝、细辛、秦艽、茯苓、肉桂心、防风、川芎、人参、当归、芍药、干地黄、甘草各 6g。

［功用］祛风湿，止痹痛，益肝肾，补气血。

［主治］腰肌劳损、腰脊损伤后期，肝肾两亏，风湿痛及腿足屈伸不利者。

［用法用量］水煎温服。一日 1 剂，每日 3 次。可复煎外洗患处。

骨刺散（《中国骨科秘方全书》）

［组成］独活、桃仁、地鳖虫、生乳香、没药、生大黄各 15g，当归、牛膝、巴戟天、骨碎补、透骨草、生川乌、生草乌、生半夏各 20g。

［功用］补益肝肾、强筋壮骨、化瘀、除湿、通络止痛。

［主治］增生性脊椎炎。

［用法用量］上药烘干后共研成细粉末，再入冰片、樟脑各 6g，密封备用。治疗取本散 30g，置入锅内，文火加热，加白酒适量调成糊状，边加热边搅拌，待药散炒成膏状后装入 8cm×12cm 单层纱布袋内，趁热敷于患处（热度以患者能忍受为宜），外以胶布固定。一日 1 次，一次敷 4～6 小时，10 天为一疗程，疗程间停药 3 天。

骨科外洗一方（《外伤科学》经验方）

［组成］宽筋藤、钩藤、金银花藤、王不留行各 30g，刘寄奴、防风、大黄各 15g，荆芥 10g。

［功用］活血通络，舒筋止痛。

［主治］损伤后筋肉拘挛，关节功能欠佳，酸痛麻木或外感风湿作痛等。用于骨折及软组织损伤中后期或骨科手术后已能解除外固定，做功能锻炼者。

［用法用量］煎水熏洗。

附录＼方剂索引

骨科外洗二方 （《外伤科学》经验方）

［组成］桂枝、威灵仙、防风、五加皮各 15g，细辛、荆芥、没药各 10g。

［功用］活血通络，祛风止痛。

［主治］损伤后期肢体冷痛，关节不利及风寒湿邪侵注，局部遇冷则痛增，得温稍适的痹症。

［用法用量］煎水熏洗，肢体可直接浸泡，躯干可用毛巾湿热敷擦。但注意防止水温过高引起烫伤。

骨刺丸 （《外伤科学》经验方）

［组成］制川乌、制草乌、细辛、白芷、当归各 1 份，红花 2 份，蜜糖适量。

［功用］祛风散寒，活血止痛。

［主治］损伤后期及骨刺所致的疼痛，或风寒湿痹痛。

［用法用量］共为细末，炼蜜为丸。每丸 10g，每次服 1～2 丸，日次 2～3 次。

骨质增生丸 （《外伤科学》经验方）

［组成］熟地黄 60g，鸡血藤、骨碎补各 45g，肉苁蓉、鹿衔草、淫羊藿各 30g，莱菔子 15g。

［功用］养血，舒筋，壮骨。

［主治］肥大性脊椎炎、颈椎病、关节间游离体、骨刺、跟痛症，以及筋骨受伤后，未能很好修复而致经常性疼痛者。

［用法用量］共为细末，炼蜜为丸，每丸 9g，每次服 1～2 丸。每日 2～3 次。

茴香酒 （《中医伤科学讲义》经验方）

［组成］茴香、樟脑各 15g，丁香、红花各 10g，白酒 300g。

［功用］活血行气止痛。

［主治］扭挫伤肿痛。

［用法用量］把药浸泡在白酒中，一周以后，去渣取酒即可。外涂擦患处。亦可在施行理伤手法时配合使用。

除痹逐瘀汤 （《名医名方录》）

［组成］当归、刘寄奴各 15g，川芎、姜黄、白芷、威灵仙各 12g，红花、

推·拿·与·按·摩

羌活、胆星、白芥子各 9g，路路通、桑枝各 30g。

［功用］活血化瘀，通络涤痰。

［主治］颈椎病。

［用法用量］水煎温服。一日 1 剂，每日 3 次。

十　画

桂枝附子汤（《金匮要略》）

［组成］桂枝、附子、甘草、生姜、大枣。

［功用］祛寒除湿，通络止痛。

［主治］颈椎病。

［用法用量］水煎服。根据病情加减用药，并配合手法治疗及其他外治法。

桃花救（《外科正宗》）

［组成］白石灰 6 份，大黄 1 份。

［功用］止血。

［主治］创伤出血。

［用法用量］先将大黄煎汁，泼入白石灰内，为末，再炒，以石灰变成红色为度，将石灰过筛备用。用时掺撒于患处，纱布紧扎。

海桐皮汤（《医宗金鉴》）

［组成］海桐皮、透骨草、乳香、没药各 6g，当归 5g，川椒 10g，川芎、红花、威灵仙、甘草、防风各 3g，白芷 2g。

［功用］活络止痛。

［主治］跌打损伤疼痛。

［用法用量］共为细末，布袋装，煎水熏洗患处。亦可内服。

健步虎潜丸（《伤科补要》）

［组成］龟胶、鹿角胶、狗骨、何首乌、川牛膝、杜仲、锁阳、当归各 2 份，熟地 21 份，蜜糖适量。

［功用］补气血，壮筋骨。

［主治］跌打损伤，血虚气弱，筋骨痿软无力，步履艰难。

［用法用量］共为细末，炼蜜为丸如绿豆大。每服 10g，空腹淡盐水送下，每日 2～3 次。

桃仁四物汤（《中国医学大辞典》）

［组成］桃仁25粒，川芎、当归、赤芍、牡丹皮、制香附、玄胡索各3g，生地黄、红花各2g。

［功用］通络活血。行气止痛。

［主治］用于骨伤患有气滞血瘀而肿痛者。

［用法用量］水煎温服。一日1剂，每日3次。

桃红四物汤（又名元戎四物汤《医宗金鉴》）

［组成］当归、川芎、白芍、生地、桃仁、红花。

［功用］活血祛瘀。

［主治］损伤血瘀。

［用法用量］水煎温服。一日1剂，每日3次。

消肿止痛膏（《百家方技精华》）

［组成］五灵脂500g，甲珠、大黄、栀子各150g，乳香、没药、桃仁、红花、合欢皮各100g。

［功用］活血化瘀，消肿止痛。

［主治］跌打损伤，红肿热通等。

［用法用量］共为极细面，炼蜂蜜调膏，临用时涂布贴患处。

桂枝汤

［组成］

一、（《伤寒论》）桂枝、芍药、生姜各9g，甘草6g，大枣4枚。

二、（《伤科补要》）桂枝、赤芍、枳壳、香附、陈皮、红花、生地、归尾、元胡、防风、独活。

［功用］祛风胜湿，和营止痛。

［主治］失枕、上肢损伤，风寒湿侵袭经络作痛等症。

［用法用量］一方：水煎温服。一日1剂，每日3次。二方：各等分，童便、陈酒，温服。一日1剂，每日3次。

展筋丹（《中医伤科学讲义》经验方）

［组成］人参、珍珠、琥珀、当归、冰片、乳香、没药各1.5g，血竭6g，麝香0.9g，牛黄0.3g。

［功用］活血，舒筋，止痛。

［主治］软组织损伤，局部肿痛者。

［用法用量］共为极细末，收贮瓶中待用。宜收藏于阴干之处。搽擦用。

消瘀止痛药膏（《中医伤科学讲义》经验方）

［组成］木瓜60g，栀子30g，大黄150g，蒲公英60g，地鳖虫30g，乳香30g，没药30g。

［功用］活血祛瘀，消肿止痛。

［主治］用于骨折伤筋，初期肿胀疼痛剧烈者。

［用法用量］共为细末，饴糖或凡士林调敷。

消肿止痛汤（《中国骨科秘方全书》）

桂枝附子汤（《金匮要略》）

［组成］柴胡、枳壳各10g，赤芍、丹参、瓜蒌根各15g，郁金、玄胡、白芍各12g，炮山甲、红花、甘草各8g，蒲公英30g。

［功用］疏肝活血、行气止痛。

［主治］肋软骨炎。

［用法用量］一日1剂，水煎取汁分次温服。5日为1疗程。药渣以文火炒热，加食醋1两拌匀，乘热布包温熨患部。患于左侧加川芎、当尾；右侧加贝母、白芥子。

消肿散（经验方）

［组成］制乳香、制没药、玉带草、四块瓦、洞青叶、虎杖、龙胆草、土黄连、红花、绿葡萄根、大红袍、五香血藤各1份，天花粉、生甘草、叶下花、叶上花、虫蒌粉、大黄粉、黄芩、五爪龙、白及粉、苏木粉、飞龙掌血、大红袍各2份，凡士林适量。

［功用］消瘀退肿止痛。

［主治］各种闭合性损伤肿痛。

［用法用量］研末混合，用适量凡士林调煮成膏，外敷患处。

消肿止痛膏（《外伤科学》经验方）

［组成］姜黄、羌活、干姜、栀子、乳香、没药。

［功用］祛瘀、消肿、止痛。

［主治］损伤初期瘀肿疼痛。

［用法用量］共研细末。用凡士林调成60％软膏外敷患处。

十一画

接骨紫金丹（《杂病源流犀烛》）

[组成] 土鳖虫、乳香、没药、自然铜、骨碎补、大黄、血竭、硼砂、当归各等量。

[功用] 祛瘀、续骨、止痛。

[主治] 损伤骨折，瘀血内停者。

[用法用量] 共研细末。每服3～6g，开水或少量酒送服，每日3次。

接骨续筋药膏（《中医伤科学讲义》经验方）

[组成] 自然铜、荆芥、防风、五加皮、皂角、茜草根、续断、羌活各3份，乳香、没药、骨碎补、接骨木、红花、赤芍、地鳖虫各2份，白及、血竭、硼砂、螃蟹末各4份，饴糖或蜂蜜适量。

[功用] 接骨续筋。

[主治] 骨折，筋伤。

[用法用量] 共为细末，饴糖或蜂蜜调煮外敷。

清营退肿膏（《中医伤科学讲义》经验方）

[组成] 大黄、芙蓉叶各2份，黄芩、黄柏、花粉、滑石、东丹各1份，凡士林适量。

[功用] 清热祛瘀消肿。

[主治] 骨折、软组织损伤初期，或疮疡，掀热作痛。

[用法用量] 共为细末。凡士林调煮成膏外敷。

续骨活血汤（《中医伤科学讲义》经验方）

[组成] 续断、骨碎补、当归尾各12g，煅自然铜、赤芍、白芍、落得打各10g，生地黄15g，红花、地鳖虫、乳香、没药各6g。

[功用] 祛瘀止血，活血续骨。

[主治] 骨折及软组织损伤。

[用法用量] 水煎温服。一日1剂，每日3次。

续断紫金丹（《中医伤科学讲义》经验方）

[组成] 熟地8份，酒炒菟丝子、骨碎补各3份，酒炒当归、续断、制首乌、茯苓、鹿角霜各4份，白术、丹皮、血竭、儿茶、煅自然铜各2份，淮

牛膝 5 份，红花、乳香、没药、狗骨各 1 份。

［功用］活血止痛，续筋接骨。

［主治］筋伤骨折。

［用法用量］共为细末，每次服 3～5g，每日 2～3 次。

十二画

舒筋汤（《外伤科学》）

［组成］当归、川芎、羌活、木瓜、伸筋草、五加皮、白芍各 10g，桑寄生、骨碎补各 15g，姜红 6g。

［功用］活血舒筋、通络止痛。

［主治］骨关节固定综合症。

［用法用量］一日 1 剂，水煎取汁分早晚温服。同时外敷伤膏药。

舒筋丸（又称舒筋壮力丸）

［组成］麻黄、制马前子各 2 份，制乳香、制没药、血竭、红花、自然铜（煅，醋淬）、羌活、独活、防风、钻地风、杜仲、木瓜、桂枝、怀牛膝、贝母、生甘草各 1 份，蜂蜜适量。

［功用］散寒祛风，舒筋活络。

［主治］各种筋伤患冷痹痛。

［用法用量］共为细末，炼蜜为丸，每丸重 5g。每服 1 丸，日服 1～3 次。

舒筋止痛水（《林如高正骨经验》）

［组成］三七粉、三棱、归尾各 18g，红花、樟脑各 30g，生草乌、生川乌、五加皮、木瓜、淮牛膝各 12g，70％酒精 1 500ml 或高粱酒 1 000ml。

［功用］舒筋活血止痛。

［主治］跌打损伤局部肿痛者。

［用法用量］密封浸泡一个月后备用。将药水涂擦患处，每日 2～3 次。

舒筋活血汤（《伤科补要》）

［组成］当归、川芎、红花、桃仁各 10g，桂枝 10～15g，葛根、芍药各 15～20g，白芍、甘草各 20～30g，丹参 20g，陈皮 12g。

［功用］解肌祛风、活血止痛。

［主治］颈椎病（瘀滞证）。

［用法用量］一日 1 剂，水煎 2 次，共 500ml，分 2 次服。痛甚者加灵仙

20g；晕者加菖蒲 12g。

舒筋活络药膏（《中医伤科学讲义》经验方）

［组成］赤芍、红花、南星、生蒲黄各 1 份，旋复花、苏木各 1 份半，生草乌、生川乌、羌活、独活、生半夏、生栀子、生大黄、生木瓜、路路通各 2 份，饴糖或蜂蜜适量。

［功用］活血止痛。

［主治］跌打损伤肿痛。

［用法用量］共为细末。饴糖或蜂蜜调敷。凡士林调煮亦可。

舒筋活血汤（《伤科补要》）

［组成］当归、川芎、红花、桃仁各 10g，桂枝 10～15g，葛根、芍药各 15～20g，白芍、甘草各 20～30g，丹参 20g，陈皮 12g

［功用］解肌祛风、活血止痛。

［主治］骨折中期瘀肿未退者。

［用法用量］一日 1 剂，水煎 2 次，共 500ml，分 2 次服。

舒筋活血洗方（《中医伤科学讲义》经验方）

［组成］伸筋草、海桐皮、秦艽、独活、当归、钩藤各 9g，乳香、没药、川红花各 6g。

［功用］舒筋活血，消肿止痛。

［主治］损伤后筋络挛缩疼痛。

［用法用量］水煎，温洗患处。

跌打万花油（亦称万花油，成药）

［组成］（略）

［功用］消肿止痛，解毒消炎。

［主治］跌打损伤肿痛，烫伤等。

［用法用量］敷贴：将万花油装在消毒的容器内，再把消毒纱块放到容器内让药油浸泡片刻，即成为万花油纱，可直接敷贴在患处。如是敷在伤口处，每天换药；如无伤口者，1～3 天换一次；若是不稳定型骨折，用小夹板固定者，换药时可不解松夹板，由夹板之间的间隙泵入药油，让原有的布料吸上即可。涂擦：把药油直接涂擦在患处。亦可在施行按摩手法时配合使用。

跌打养营汤（《林如高正骨经验》）

[组成] 西洋参 3g（或党参 15g），当归 6g，川芎、三七各 4.5g，熟地、枸杞、淮山药各 15g，补骨脂、骨碎补、白芍、木瓜、续断各 9g，黄芪、甘草、砂仁各 3g。

[功用] 补气血，养肝肾，壮筋骨。

[主治] 用于骨折中、后期。

[用法用量] 水煎服。

疏风养血汤（《伤科补要》）

[组成] 荆芥、白芍、秦艽各 9g，薄荷 4g，红花、羌活、防风各 6g，当归、川芎、天花粉各 12g。

[功用] 养血祛风。

[主治] 损伤后复感风寒者。

[用法用量] 水煎温服。一日 1 剂，每日 3 次。

腱鞘炎散（经验方）

[组成] 黄柏、白蔹各 30g，山豆根、白及、防己、穿山甲、生南星、生半夏各 20g，莪术、红花各 15g，海藻 40g。

[功用] 消炎除湿，软坚散结。

[主治] 腱鞘炎，腱鞘囊肿等。

[用法用量] 上药研为细末，混合均匀。水、醋各半加热后把药调匀，外敷患部。

十三画

腰伤一方（《外伤科学》经验方）

[组成] 当归、赤芍、续断各 12g，木通、延胡索、枳壳、厚朴各 10g，桑枝 30g（先煎），木香 5g（后下），秦艽 15g。

[功用] 行气活血，通络止痛。

[主治] 腰部损伤初期、腰肌劳损，腰扭伤经久疼痛，积瘀肿痛，或兼小便不利者。

[用法用量] 水煎温服。一日 1 剂，每日 3 次。

腰伤二方（《外伤科学》经验方）

[组成] 钩藤、续断、杜仲、熟地黄、当归各 12g，独活、牛膝、威灵仙

各 10g，白芍 5g，炙甘草 6g，桑寄生 30g。

［功用］补养肝肾，舒筋活络。

［主治］腰部损伤中、后期，腰部痠痛者。

［用法用量］水煎服。药渣可再煎水熏洗、湿热敷腰部，敷完后，做适当的自主腰部练功活动。

腰痹止通汤（《百家方技技精华》）

［组成］骨碎补、威灵仙、赤芍、熟地、延胡索、姜黄、狗脊、杜仲、肉苁蓉、枸杞各 12g，当归、川芎各 9g，甘草 5g。

［功用］壮腰补肾，活血化瘀。

［主治］腰部损伤中、后期，腰部酸痛者。

［用法用量］水煎服。药渣可再煎水熏洗、湿热敷腰部，敷完后。做适当的自主腰部练功活动。

新伤药水（《运动创伤学》）

［组成］黄芩 50g，生大黄、血通各 40g，三棱、莪术各 25g，黄柏、白芷、羌活、独活、川芎、川红花各 20g，延胡索 10g。

［功用］祛瘀消肿，清热解毒。

［主治］损伤初期，局部肿胀，发热，疼痛。

［用法用量］上药研为细末，混合均匀。用冷开水和少许蜂蜜调匀，根据损伤面积大小，抹在油纸或纱布上，贴敷伤部。

十四画以上

熨风散（《疡科选粹》）

［组成］羌活、白芷、当归、细辛、芫花、白芍、吴茱萸、肉桂各等量，连须赤皮葱适量。

［功用］温经散寒，祛风止痛。

［主治］流痰，附骨疽及风寒湿痹症所致的筋骨疼痛。

［用法用量］药共为末，每次取适量的末，与适量的连须赤皮葱捣烂混合，醋炒热，布包，热熨患处。

参考文献

[1] 邹克扬，贾敏 . 运动性损伤治疗 . 北京：北京师范大学出版社，2008

[2] 崔瑾 . 针灸推拿学 . 北京：中医古籍出版社，2003

[3] 岑泽波 . 中医伤科学 . 上海：上海科技出版社，1985

[4] 张露萍，陈国耀 . 运动创伤学推拿按摩学 . 桂林：广西师范大学出版社，2000